中医病理学

主　编　李可大

副主编　杨晓春　李琇莹

编　委　李可大　杨晓春

　　　　李琇莹　鞠庆波

　　　　李思琦

主　审　李德新

中国中医药出版社
· 北京 ·

图书在版编目（CIP）数据

中医病理学 / 李可大主编 . -- 北京：中国中医药出版社，2019.10
ISBN 978 - 7 - 5132 - 5641 - 4

Ⅰ . ①中… Ⅱ . ①李… Ⅲ . ①中医病理学—研究 Ⅳ . ① R228

中国版本图书馆 CIP 数据核字（2019）第 142709 号

中国中医药出版社出版

北京经济技术开发区科创十三街 31 号院二区 8 号楼
邮政编码 100176
传真 010 - 64405750
廊坊市晶艺印务有限公司印刷
各地新华书店经销

开本 787 × 1092 1/16 印张 12.5 字数 149 千字
2019 年 10 月第 1 版 2019 年 10 月第 1 次印刷
书号 ISBN 978 - 7 - 5132 - 5641 - 4

定价 58.00 元
网址 www.cptcm.com

社 长 热 线 010-64405720
购 书 热 线 010-89535836
维 权 打 假 010-64405753

微信服务号 zgzyycbs
微商城网址 https：//kdt.im/LIdUGr
官方微博 http：//e.weibo.com/cptcm
淘宝天猫网址 http：//zgzyycbs.tmall.com

如有印装质量问题请与本社出版部联系（010 - 64405510）

前　言

谨以此书缅怀敬爱的父亲李德新教授！

此书为家父李德新主编的中医系列书籍之一，未曾公开发表。王伯庆、吕爱萍教授曾为本书做了许多有益的工作。

本书共分病因、发病和病机三章，部分章节后附有"文献摘录""参考文献"，尽可能反映出中医理论的源流和目前的发展，并有"复习思考题"，以帮助读者复习和掌握本节的重点内容。

本书可供高等中医药院校本科生、研究生教学或参考之用，亦可供中医爱好者研读，助力推广和普及中医药知识。

任应秋先生在其编著的《中医病理学概论》中认为病理学是究明疾病的发病条件、发病经过及其结果的学问，它的研究对象是人体。西医学把许多病理形态学上找不到改变但确有症状和体征的现象称为功能性改变，但改变的本质是什么，从细胞病理学上便找不到答案了。因为我们不能把人这个有机体孤立起加以片段式地了解，更不能仅仅从病理形态学上考察就能有全盘的了解的。

李可大

2019 年 5 月 18 日

目　录

CONTENTS

第一章　病因

第二章　发病

第三章　病机

第一章 病 因

第一节 病因的基本概念、分类和
病因学说的特点

一、病因的基本概念

中医学在对人的生命客体的探索中，认识到人体生命是一种自然现象，是自然界物质运动的必然结果，认识到人体与自然环境，以及人体内在环境之间存在着整体、统一的联系，维持相对的动态平衡，从而保持着人体的正常生理活动。当各种致病因素作用于人体，使人体这种生理的动态平衡遭到破坏，而人体的调节功能又不能立即排除这些干扰因素，以恢复生理上的平衡时，人体就会发生疾病。总之，疾病就是人体的生理动态平衡在某种程度上的失调和破坏的结果。

所谓疾病，是机体在一定的条件下（如自然气候急剧变化，致病因素侵害，人体调节功能不相适应，机体抗病能力降低等），机体内部发生某种功能或形态结构的损害和障碍，从而妨碍了机体的正常生命活动的异常表现。

疾病的产生固然是体内各种生理关系动态平衡的紊乱，但人体的生理动态平衡向异常病理现象的转化必然存在致病因素的作用。

病因，就是破坏人体生理动态平衡，导致疾病发生的各种原因和条件，又称致病因素，包括六淫、疫疠、七情、饮食、劳倦、外伤，以及痰饮、瘀血等。病因学说，就是研究致病的因素及其性质、致病的特点和临床表现的学说。

二、病因的分类

中医病因学内容丰富多彩，源远流长。对于病因的分类，虽然历代医家有不同的看法，但不外阴阳分类和三因分类两端。

（一）阴阳分类法

《黄帝内经》首先用阴阳把复杂的病因做了提纲挈领的分类，"夫邪之生也，或生于阴，或生于阳。其生于阳者，得之风雨寒暑；其生于阴者，得之饮食居处，阴阳喜怒"（《素问·调经论》），即风雨寒暑等六淫外感病邪属阳，饮食不节、起居失常、喜怒无常等属于阴。

尤其值得提出的是，《黄帝内经》远在两千多年前就把社会－心理因素引入到中医病因学说中来，并给以显著的地位。诸如社会地位的升沉、经济状况的变迁、亲人的生离死别、个人的喜怒哀乐等，均能构成致病因素。大量的医疗实践资料和研究成果已经表明，有害的心理因素与社会因素可以损害人体的健康。

（二）三因分类法

1. 张仲景的三因论　到了汉代，张仲景在《金匮要略》中把病因分为三类，即"一者，经络受邪，入脏腑，为内所因也；二者，四肢九窍，血脉相传，壅塞不通，为外皮肤所中也；三者，房室、金刃、虫所伤"。以此详之，病因都尽。

仲景对病因的分类，是以"客气邪风为主，故不从内伤外感为内外，而以经络脏腑为内外"。在这里只谈了两条：一是"客气邪风"，二是"房室、金刃、虫兽所伤"。其所谓内因与外因，都是指六淫。实际上仲景是按经络脏腑部位的传变层次来分内外的。

2. 陶弘景的三因论　南北朝的陶弘景在《肘后百一方》中把病因分为"内疾""外发""他犯"三种。

3. 陈无择的三因论　到了宋代，陈无择在《三因极一病证方论》中明确地提出"三因学说"，认为六淫邪气为外因（非指哲学上的概念），七情所伤为内因，饮食、劳倦、房室、金刃、虫兽等所伤为不内外因。故曰："内因为七情，发生脏腑；外因为六淫，起于经络；不内外因为饮食饥饱，叫呼伤气（指狂呼喊叫、高声语重引起正气耗散的一种因素）以及虎狼毒虫金创压溺（金创指金属器械之类的创伤，压溺包括负重、溺水等）之类。"陈氏"三因学说"与《金匮要略》的分类有所不同。它以七情为内因，六淫为外因，饮食起居等为不内外因，这种三因分类法比较系统、明确，对后世医家影响较大。

至此，中医病因学已形成了完整系统的理论。巢元方的《诸病源候论》以及其他各家学说，对个别疾病的致病因素又有许多深入具体的研究和论述，如对肺痨、脚气病和癞疾等疾病有关病因的论述，以及对疫疠、毒气、尸虫、蛊虫等的认识，都接近于现代的认识，这就使中医病因学说更加丰富多彩。古人这种把致病因素和发病途径结合起来的分类方法，对临床辨证确有一定的指导意义。

但是，陈氏"三因学说"虽然有一定的特点和指导意义，然而它与唯物辩证法关于内因和外因的概念相比，无论是在内容的划分上还是在名称的含义上，均不够妥当，故近代中医界亦已少用。本章主要根据病邪的来源和致病特点，将病因分为外部因素（包括六淫、疫疠、寄生虫、外伤）、内部因素（包括情志过激、饮食失调、劳倦过度）、其他因素（包括痰饮、瘀血等病理性因素）三大类。

三、中医病因学说的特点

中医病因学说具有如下特点。

（一）整体观念

由于人体的生命运动不仅表现为机体内部每一脏腑和每一过程的对立统一，而且也表现为机体与外界环境的对立统一。所以中医学将人体与自然环境，人体内部各脏腑组织的机能联系起来，用整体的、联系的、发展的观点，来探讨致病因素在疾病发生、发展、变化中的作用。人体以五脏为主体的五大功能活动系统，不仅各功能系统之间通过经脉的络属沟通与气血的通达进行着调节和控制的联系，从而维持着一定的相对稳定状态，而且还与自然界的四时阴阳消长变化紧密地联系起来，形成机体内外环境的统一性。这种四时五脏阴阳理论贯穿于病因学之中，成为探求和认识病因的理论基础。例如，肝属木，在四时应春，在六气为风，在五味为酸，在志为怒，在体合筋。所以自然界气候变化异常，风气淫胜可以伤肝而成为致病因素。肝木通于春，故春季多肝病。

五味之酸太过和情志之大怒也可转化为致病因素而伤肝。因肝主筋，开窍于目，故肝病亦可产生筋和目的病变。这样，肝与"风"相应，而筋、目、酸、怒等又与肝有密切联系，所以气候异常变化的"风"、情志过度刺激的"怒"、饮食五味失调的"酸"等均可成为引起肝脏发生疾病的原因。而肝脏一旦发病，就会导致肝脏功能系统之胆、筋、目等产生病理改变。总之，中医学在天人相应的统一整体观指导下，用普遍联系和发展变化的观点，辩证地探讨了气候变化、饮食劳倦和精神活动等在发病过程中的作用，奠定了中医病因学的理论基础。

（二）辨证求因

中医病因学不仅用直接观察病因的方法来认识病因，而且更重要的是根据病状来建立病因概念，这是中医学确认病因的特殊标准。一切疾病的发生，都是某种致病因素影响和作用于患病机体的结果，而任何证候都是在致病因素的作用下，患病机体所产生的一种病态反应。任何疾病都是有原因的，没有原因的疾病是不存在的。由于病因的性质和致病特点不同，致病后机体的反应各异，所以表现出来的症状和体征也不尽相同。因此，根据疾病反映出来的临床表现，通过分析疾病的症状来推求病因，就可以为临床治疗提供理论依据。这种从人体的反应状态与生活条件变化及治疗手段等因果联系中总结出规律性的认识，从症状和体征推求病因的方法，称之为"辨证求因""审证求因"，这是中医学特有的认识病因的方法。

就症状而言，例如，周身游走性疼痛或瘙痒，因风性善行，风胜则动，故确认其病因为"风"邪。把这一临床表现和产生这一表现的一切因素，都概括为"风"邪，这就是审证求因。临床上，不管实际致病因素多么复杂，只要人体出现了"风"这种反应状态，就可以用"风邪"

来概括，治病时只要用相应的"祛风"药物，就可使临床症状消失，当然也同时消除了病因及其病理反应。

就疾病而言，同为感冒，因临床表现不同，其病因也不一致：若见恶寒重，发热轻，舌苔薄白，脉浮或浮紧，则为风寒袭表；若见发热重，恶寒轻，咽喉红肿疼痛，舌苔薄黄，脉浮数，则为风热袭表。通过对这些不同症状和体征的分析，推求出它们的病因分别为"风寒"和"风热"，然后再按不同的病因进行治疗，即"审因论治"。

辨证论治是中医学基本特点之一，即针对证候制订治疗方案，证候是人体作为系统整体的病变反应，而药物的性能是根据其对证候的调整作用来确定的。证候辨析得越精细，越准确，疾病与药物之间才能建立起越精确的对应关系，疗效也就越高。因此，只有采用审证求因的方法认识病因，即把病因的研究与对症状、证候的辨析联系起来，才能对临床治疗起指导作用，实质上审证求因乃是辨证论治的一个组成部分。总之，中医学通过研究人体的整体性反应来认识病因这一基本原则和特点，充分体现了中医病因学的辩证法思想。

第二节　外部因素

一、六淫

六淫的基本概念：欲明确六淫的含义，必须首先明确六气的含义及其与六淫的区别。

所谓六气，又称六元，是指风、寒、暑、湿、燥、火六种正常的自然界气候变化。这种正常的气候变化是万物生长的条件，对于人体是无害的。同时，由于机体在生命活动过程中，通过自身的调节机制产生了一定的适应能力，从而使人体的生理活动与六气的变化相适应。所以正常的六气一般不易于使人发病。

所谓六淫，是风、寒、暑、湿、燥、火六种外感病邪的统称。阴阳相移，寒暑更作，气候变化都有一定的规律和限度。如果气候变化异常，六气发生太过或不及，或非其时而有其气（如春天当温而反寒，冬季当凉而反热），以及气候变化过于急骤（如暴寒暴暖），超过了一定的限度，使机体不能与之相适的时候，就会导致疾病的发生。于是，六气由对人体无害而转化为对人体有害，成为致病的因素。这种能导致机体发生疾病的六气便称为"六淫"。气候变化固然与疾病的发生有密切关系，但是，异常的气候变化并非使所有的人都能发病。有的人能适应这种异常变化就不发病，而有的人不能适应这种异常变化就发生疾病。同一异常的气候变化，对于前者来说便是六气，而不是六淫；对于后者来说，就是六淫了。反之，气候变化正常，即使是在风调雨顺、气候宜人的情况下，也会有人因适应能力低下而生病。此时，这种正常的六气变化对患病机体说又是"六淫"了。由此可见，六淫无论是在气候异常还是正常的情况下，都是客观存在的。在这里起决定作用的因素是人们体质的差异、正气的强弱，只有在人体的正气不足，抵抗力下降时，六气才能成为致病因素，侵犯人体而发病。就这一意义来说，六淫的完整含义应该是：由六气变化与体质差异所引起的外感病的致病因素，就叫作"六淫"或"六邪"。

六淫的致病特征：六淫致病，一般具有下列几个特点。

1. 六淫致病多与季节和环境有关

（1）与季节有关：由于六淫本为四时主气的淫胜，故容易形成季节性多发病。如春季多风病，夏季多暑病，长夏初秋多湿病，深秋多燥病，冬季多寒病等。这是一般规律。但是，气候变化是复杂的，不同体质对外邪的感受性不同，所以同一季节可以有不同性质的外感病发生。

（2）与环境有关：工作或居处环境失宜，也能导致六淫侵袭而发病。如久处潮湿环境多有湿邪为病，高温环境作业又常有暑邪、燥热或火邪为害，干燥环境又多燥邪为病等。

2. 六淫邪气可单独或夹杂致病 六淫邪气可单独使人致病，如寒邪直中脏腑而致泄泻，也可由两种以上同时侵犯人体而发病，如风寒感冒、湿热泄泻、风寒湿痹等。

3. 六淫可相互转化 六淫致病，在疾病发展过程中，不仅可以互相影响，而且在一定条件下还可互相转化，如寒邪可郁而化热，暑湿日久又可以化燥伤阴，六淫又皆可化火等。

4. 六淫为病多有由表入里的传变过程 六淫之邪，多从肌表或口鼻而入侵人体，然后由表入里，由浅及深，如"邪之客于形也，必先舍于皮毛，留而不去，入舍于孙脉，留而不去，入舍于络脉，留而不去，入舍于经脉，内连五脏，散于肠胃，阴阳俱感，五脏乃伤。此邪之从皮毛而入，极于五脏之次也"（《素问·缪刺论》）。六淫致病，多有由表及里的传变过程，即使直中入里，没有表证，也都称为"外感病"，所以常称六淫为外感病的病因。

六淫为病，除了气候因素外，还包括了生物（如细菌、病毒等）、物理、化学等多种致病因素作用于机体所引起的病理反应在内。

六淫与内生五气： 凡由脏腑功能失常而产生的类似六淫邪气的证候，便冠以"内"字，以示区别。而内生之病，又以五脏为主，所以称为"内生五邪"或"内生五气"。过去有"外六淫"和"内六淫"之称，"内六淫"又称"六气病机"，由于其在概念上易与正常六气相混淆，因此以"内生五邪"称之为妥。

内生五邪与外来六淫在临床表现上有许多相似之处，故均以风、寒、湿、燥、火名之。但只能说二者在表面现象上有某些相类，例如内湿和外湿虽然都可见到湿阻清阳的困倦身重、胸闷纳呆、呕吐泄泻等症，但其发病机制不同，疾病的本质也是不相同的，故以内、外加以区别。内生五邪是由于各种原因引起的脏腑阴阳气血功能失调而出现的某些特有症状，属于内伤杂病的病机。其临床表现一般都没有表证，以虚证或虚实夹杂为多。外来六淫是外感邪气作用于机体后，引起脏腑阴阳气血功能失调而产生的某些特有症状，属外感病机。其临床表现多有表证，而且多属实证。单纯暑邪伤人，一般无表证可见，而兼湿邪，称为暑湿，亦有表证。只有外邪直中时，才径见里证。

内生五邪的病理变化将在病机中予以介绍，本节主要讨论六淫的性质及其致病特点。

（一）风

1.自然特性　风为春季的主气，在一年二十四个节气中，大寒、立春、雨水、惊蛰四个节气为风气主令。因风为木气而通于肝，故又称春季为风木当令的季节。风虽为春季的主气，但终岁常在，四时皆有，所以风邪引起的疾病虽以春季为多，但不限于春季，其他季节均可发生。

2.风邪的性质和致病特征（表1-1）　风性轻扬，善行数变，风胜则动，为百病之始，这是风邪的基本特点。

（1）轻扬开泄：风为阳邪，其性轻扬升散，具有升发、向上、向外的特性，属于阳邪。所以风邪致病，易于伤人上部，易犯肌表。肺为五脏六腑之华盖，伤于肺则气不宣，故现鼻塞流涕、咽痒咳嗽等。风邪上扰头面，则现头晕头痛、头项强痛、面肌麻痹、口眼歪斜等。风邪客于肌表，可见怕风、发热等表证。因其性开泄，具有疏通、透泄之性，故风邪侵袭肌表，使肌腠疏松，汗孔开张，而出现汗出、恶风等症状。

（2）善行数变：风无定体，善行数变。"善行"，是指风邪具有易行而无定处的性质，故其致病有病位游移，行无定处的特性。如风疹、荨麻疹之发无定处、此起彼伏，行痹（风痹）之四肢关节游走性疼痛等，均属风气盛的表现。"数变"，是指风邪致病具有变化无常和发病急骤的特性，如风疹、荨麻疹之时隐时现，癫痫、中风之猝然昏倒、不省人事等。因其兼夹风邪，所以才表现为发病急，变化快。总之，以风邪为先导的疾病，无论是外感还是内伤，一般都具有发病急、变化多、传变快等特征。故《六因条辨》曰："风疾尤速，贻害无穷。"

（3）风性主动：是指风邪致病具有动摇不定的特征，故表现为眩晕、震颤、四肢抽搐、角弓反张、直视上吊等症状。如外感热病中的"热极生风"，内伤杂病中的"肝阳化风"或"血虚生风"等证，均有风邪动摇的表现。故《素问·阴阳应象大论》曰："风胜则动。"

（4）风为百病之长：风邪是外感病的先导，寒、湿、燥、热等邪往往都依附于风而侵袭人体，如与寒合而为风寒之邪，与热合而为风热之邪，与湿合而为风湿之邪，与暑合而为暑风，与燥合则为风燥，与火合而为风火等。临床上风邪为患较多，又与六淫诸邪相合而为病居多，所以称风为百病之长、六淫之首。故曰："盖六气之中，惟风能全兼五气。如兼寒则曰风寒，兼暑则曰暑风，兼湿曰风湿，兼燥曰风燥，兼火曰风火，盖因风能鼓荡此五气而伤人，故曰百病之长。其余五气，则不能相互全兼，如寒不能兼暑与火，暑亦不兼寒，湿不兼燥，燥不兼湿，火不兼寒。由此观之，病之因乎风而起者自多也。"（《临证指南医案》）

表 1-1　风邪的性质和致病特征

风邪的性质		致病特征
轻扬开泄	风性轻浮，有向上性	易侵头面，如头项强痛、鼻塞咽痒、面肌麻痹等
	疏通透泄，即疏通性	易侵肌表，如汗出、恶风等
善行数变	行无定处，属易行性	病变部位均不固定，如风疹、麻疹等
	发病急，变化快，有急变性	发病急，变化多，传变快，如癫痫、中风、惊风
主　动	动摇不定，有激动性	有明显的动摇症状，如眩晕、震颤、抽搐等
为百病长	易与他邪相合，有媒介性	易合他邪兼夹致病，如风寒、风湿、风热、风燥等

3. 外风与内风的区别（表1-2） 外风为六淫之首，四季皆能伤人，经口鼻或肌表而入。经口鼻而入者，多先侵肺系；经肌表而入者，多始于经络。正虚邪盛则此两种途径又可同时兼有。因外风作用部位不同，临床上可有不同的表现。内风系自内而生，多由脏腑功能失调所致，与心、肝、脾、肾有关，尤其是与肝的关系最为密切，故曰："诸风掉眩，皆属于肝。"（《素问·至真要大论》）其临床表现以眩晕、肢麻、震颤、抽搐等为主要特征。如热极生风、肝阳化风、阴虚风动、血虚生风等均属于内风的范畴。

表 1-2 外风与内风的鉴别

类型	病因病机		临床表现
外风	外感风邪，肺卫失宣		发热恶风，汗出，脉浮缓
内风	肝风内动	热极生风	高热抽搐，甚则颈项强直，角弓反张
		肝阳化风	眩晕，震颤，甚则昏倒，半身不遂
		阴虚风动	筋挛肉𥆧，手足蠕动，伴阴虚证
		血虚生风	眩晕，震颤，肢麻，伴血虚证

综上所述，风为春令主气，与肝木相应。风邪为病，有内风和外风之分。其病证范围较广，变化多，传变快，其具体特点为：①遍及全身：风无处不至，上至头部，下至足，外而皮肤，内而脏腑，全身任何部位均可受到风邪的侵袭。②媒介作用：风邪能与寒、湿、暑、燥、火等相合为病。③其致病的特殊表现：风病来去急速，病程不长，其特殊

症状也易于认识，如汗出恶风、全身瘙痒、游走麻木以及动摇不宁等症状。临证时，发病在春季与感受风邪明显有关者，均可考虑风邪的存在。

（二）寒

1. 自然特性　寒为冬季的主气。从小雪、大雪、冬至到小寒计四个节气，为冬令主气。寒为水气通于肾，故冬季为寒水当令的节季。因冬为寒气当令，故冬季多寒病，但寒病也可见于其他节季。由于气温骤降，防寒保温不够，人体亦易感受寒邪而为病。

2. 寒邪的性质和致病特征（表1-3）　寒邪以寒冷、凝滞、收引为基本特征。

（1）寒易伤阳：寒为阴气盛的表现，其性属阴，故寒为阴邪。阳气本可以制阴，但阴寒偏盛，则阳气不仅不足以驱除寒邪，反为阴寒所侮，故云"阴盛则寒""阴盛则阳病"。所以寒邪最易损伤人体阳气。阳气受损，失于温煦气化之功，故全身或局部可出现明显的寒象。如寒邪束表，卫阳郁遏，则现恶寒、发热、无汗等，称为"伤寒"。若寒邪直中，伤及脾胃，则纳运升降失常，以致吐泻清稀、脘腹冷痛；肺脾受寒，则宣降运化失职，表现为咳嗽、喘促、痰液清稀或水肿；寒伤脾肾，则温运气化失职，表现为畏寒肢冷、腰脊冷痛、尿清便溏、水肿腹水等；若心肾阳虚，寒邪直中少阴，则可见恶寒嗜卧、手足厥冷、下利清谷、精神萎靡、脉微细等。

（2）寒性凝滞：凝滞，即凝结阻滞之谓。人身气血津液的运行有赖阳气的温煦推动，才能畅行无阻。寒邪侵入人体，易使气血凝结阻滞。经脉气血不得阳气温煦，涩滞不通，不通则痛，故疼痛是寒邪致病的重要特征。故曰："痛者，寒气多也，有寒故痛也。"（《素问·痹论》）其痛得温则减，逢寒增剧，得温则气升血散，气血运行无阻，故疼痛缓解或减轻。寒胜必痛，但痛非必寒。由于寒邪侵犯的部位不同，所以病状各异。若寒客肌表，凝滞经脉，则头身肢节剧痛；若寒邪直中于里，气机阻滞，则胸、脘、腹冷痛或绞痛。

（3）寒性收引：收引，即收缩牵引之意。寒邪侵袭人体，可使气机收敛，腠理闭塞，经络筋脉收缩而挛急，故寒邪具有收引拘急之特性。若寒客经络关节，则筋脉收缩拘急，以致拘挛作痛、屈伸不利或冷厥不仁。若寒侵肌表，则毛窍收缩，卫阳闭郁，故发热恶寒而无汗。

表 1-3　寒邪的性质和致病特征

寒邪的性质		致病特征
寒性伤阳	阴盛阳病	全身或局部有明显寒象，如形寒怕冷、四肢不温、脘腹冷痛等
寒性凝滞	寒胜则痛	气血凝滞，经脉不通，不通则痛
寒性收引	收引拘急	肌腠闭塞，毛窍收缩，筋脉挛急，如恶寒无汗、拘急作痛等

3. 外寒和内寒的区别（表1-4）　寒邪为病有内外之分。外寒指寒邪外袭，为六淫中之寒邪，其病又有伤寒、中寒之别。寒邪伤于肌表，郁遏卫阳，称为"伤寒"；寒邪直中于里，伤及脏腑阳气，则为"中寒"。寒邪侵犯人体的部位虽有表里内外、经络脏腑之异，但其临床表现均有明显的寒象。内寒是机体阳气不足，寒从中生，主要是指心、

脾、肾的阳气衰微。其临床表现以面色㿠白、四肢不温、小便清长、大便溏薄、舌淡苔白等为特征。因肾阳为人身诸阳之本，故内寒与肾之关系尤为密切，内寒必见虚象，而且虚象比寒象更为显著。外寒与内寒虽有区别，但它们又是互相联系、互相影响的。阳虚内寒之体，容易感受外寒；而外来寒邪侵入人体，积久不散，又能损伤人体阳气导致内寒。

表 1-4　外寒与内寒的鉴别

类型		病因病机	临床表现
外寒	伤寒	外感寒邪，卫阳被束	恶寒发热，无汗，头身痛，骨节疼痛，脉浮紧
	中伤	寒伤脾胃，升降失常	脘腹冷痛，呕吐少食，肠鸣腹泻（常伴恶寒，头身痛）
内寒		阳气不足	形寒喜暖，四肢不温或逆冷，呕吐清水，下利清谷，小便清长，倦怠、嗜卧，病变局部冷痛

总之，寒为冬季主气，与肾水相应。寒病多发于冬季，但也可见于其他季节。寒邪为病，有内寒和外寒之分。其致病特征：寒为阴邪，易伤阳气，故寒邪致病，全身或局部有明显的寒象。寒胜则痛，所以疼痛为寒证的重要特征之一。因寒则气收，故其病有毛窍闭塞、气机收敛、筋脉拘急的特征，表现为无汗、拘急作痛或屈伸不利等。

（三）暑

1. 自然特性　暑为夏季主气。从小满、芒种、夏至到小暑四个节气，为暑气当令。暑邪有明显的季节性，主要发生在夏至以后、立秋之前，所以说："先夏至日者为病温，后夏至日者为病暑。"(《素问·热论》)暑邪独见于夏令，故有"暑属外邪，并无内暑"之说。暑邪致病有阴阳之分，在炎夏之日，气温过高，或烈日曝晒过久，或工作场所闷热而引起的热病，为中于热，属阳暑；而暑热时节，过食生冷，或贪凉露宿，或冷浴过久所引起的热病，为中于寒，属阴暑。总之，暑月受寒为阴暑，暑月受热为阳暑。

2. 暑邪的性质和致病特征（表1–5） 暑为火热所化，主升散，且多夹湿。

（1）暑性炎热：暑为夏月炎暑，盛夏之火气具有酷热之性，火热属阳，故暑属阳邪。暑邪伤人多表现出一系列热阳症状，如高热、心烦、面赤、烦躁、脉象洪大等。

（2）暑性升散：升散，即上升发散之意。暑为阳邪，阳性升发，故暑邪侵犯人体多直入气分，可致腠理开泄而大汗出。汗多伤津，津液亏损，则可出现口渴喜饮、唇干舌燥、尿赤短少等。在大量汗出的同时，往往气随津泄而致气虚，故伤于暑者，常可见到气短乏力，甚则突然昏倒，不省人事。暑热之邪不仅耗气伤津，还可扰动心神而引起心烦闷乱而不宁。

（3）暑多夹湿：暑季不仅气候炎热，且常多雨而潮湿，热蒸湿动，湿热弥漫空间，人身之所及、呼吸之所受均不离湿热之气，暑令湿胜必多兼感。所以说："暑必兼湿。"(《冯氏锦囊秘录》)其临床特征，除有发热、烦渴等暑热症状外，常兼见四肢困倦、胸闷呕恶、大便溏泻不爽等湿阻症状。此虽暑湿并存，但仍以暑热为主，湿浊居次。

表 1-5　暑邪的性质和致病特征

暑邪的性质		致病特征
暑性炎热	阳热亢盛	临床以高热、汗出、口渴、脉洪大等热盛为特征
暑性升散	耗气伤津	汗多津伤，出现口渴喜饮、尿少短赤等 气随津泄，出现气短、倦怠，甚者猝然昏倒，不省人事
暑性夹湿	湿热并存	除暑热表现外，又常见胸闷、脘痞、四肢倦怠、便溏不爽等湿阻之候

　　暑为夏季主气，暑邪为患有阴暑、阳暑之分。暑邪致病的基本特征为热盛，阴伤、耗气，又多夹湿，所以临床上以壮热、阴亏、气虚、湿阻为特征。

（四）湿

　　1. 自然特征　湿为长夏主气。从大暑、立秋、处暑，到白露四个节气，为湿气主令。湿与脾土相应，夏秋之交，湿热熏蒸，水气上腾，湿气最盛，故一年之中长夏多湿病，但亦可因涉水淋雨、居处伤湿，或以水为事等湿邪侵袭而致。湿邪为患，四季均可发病。

　　2. 湿性的性质和致病特征（表 1-6）　湿为阴邪，阻碍气机，易伤阳气，其性重浊、黏滞、趋下。

　　（1）湿为阴邪，易阻气机，损伤阳气：湿性类水，水属于阴，故湿为阴邪。湿邪侵及人体，留滞于脏腑经络，最易阻滞气机，从而使气机升降失常。胸胁为气机升降之道，湿阻胸膈，气机不畅则胸闷。湿困脾胃，使脾胃纳运失职，升降失常，故现纳谷不香、不思饮食、脘痞腹胀、便溏不爽、小便短涩之候。由于湿为阴邪，阴胜则阳病，故湿邪为害，易伤阳气。脾主运化水湿，为调节体内水液代谢的主要脏器，但脾为阴土，喜燥而恶湿，对湿邪又有特殊的易感性，所以脾具有运湿而恶湿的特性。因此，湿邪侵袭人体，必困于脾，使脾阳不振，运化无权，水湿停聚，发为泄泻、水肿、小便短少等症。因湿为阴邪，易于损伤人体阳气，故《外感温热篇》有"湿胜则阳微"之说。由湿邪郁遏使阳气不伸者，当用化气利湿通利小便的方法，使气机通畅，水道通调，则湿邪可从小便而去，湿去则阳气自通，所以叶天士又说："通阳不在温，而在利小便。"（《外感温热篇》）

（2）湿性重浊：湿为重浊有质之邪。所谓"重"，即沉重、重着之意。故湿邪致病，其临床症状有沉重的特性，如头重身困、四肢酸楚沉重等。若湿邪外袭肌表浸渍困遏，清阳不能上升，故头昏沉重状如裹束；如湿滞经络关节，阳气布达受阻，故可见肌肤不仁、关节疼痛重着等。所谓"浊"，即秽浊垢腻之意。故湿邪为患，易于出现排泄物和分泌物秽浊不清。如湿浊在上则面垢眵多；湿滞大肠则大便溏泻，下利脓血黏液；湿气下注则小便混浊，妇女黄白带下过多；湿邪浸淫肌肤则出现疮疡、湿疹、水疱等脓水秽浊等。

（3）湿邪黏滞：黏，即黏腻；滞，即停滞。所谓黏滞是指湿邪致病具有黏腻停滞的特性。这种特性主要表现在两个方面：一是症状的黏滞性，即湿病症状多黏滞而不爽，如大便黏腻不爽，小便涩滞不畅，以及分泌物黏浊和舌苔黏腻等；二是病程的缠绵性，即因湿性黏滞，蕴蒸不化，胶着难解，故起病缓慢隐袭，病程较长，往往反复发作或缠绵难愈。如湿温，它是一种由湿热病邪所引起的外感热病，由于湿邪性质的特异性，在疾病的传变过程中表现出起病缓、传变慢、病程长、难速愈的明显特点。他如湿疹、湿痹（着痹）等，亦因其湿而不易速愈。

（4）湿性趋下：水性就下，湿类于水，其质重浊，故湿邪有下趋之势，易于伤及人体下部。其病多见下部的症状，如水肿多以下肢较为明显。他如带下、小便混浊、泄泻下痢等，亦多由湿邪下淫所致。但是，湿邪浸淫，上下内外，无处不到，非独侵袭人体下部。所谓"伤于湿者，下先受之"（《素问·太阴阳明论》）只是说明湿性趋下，易侵阴位，为其特性之一而已。

表 1-6　湿邪的性质和致病特征

湿邪性质		致病特征
湿为阴邪	阻遏气机	气机运行阻滞，升降失常，表现为身困胸闷、脘痞泄泻等
	损伤阳气	易伤人体阳气，尤易损伤脾阳
湿性重浊	沉重重着	症状有沉重的特性，如四肢沉重等
	秽浊垢腻	分泌物和排泄物秽浊不清
湿性黏滞	黏腻性	症状的黏滞性，如二便黏腻不爽、分泌物黏浊等
	停滞性	病程的缠绵性，如起病缓，传变慢，病程迁延，缠绵难愈
湿性趋下	就下性	易于伤人下部，以腰膝症状为多

3. 外湿与内湿的区别（表1-7）　外湿多由气候潮湿，或涉水冒雨、居处潮湿等外界湿邪所致。内湿则是湿从中生，也就是说，由于脾失健

运，不能运化精微，以致水湿停聚，即所谓"脾虚生湿"。但外湿和内湿又相互影响，外湿发病，必伤及脾，脾失健运，则湿浊内生，而内湿由于脾虚，脾阳虚损，水湿不化，又易于感受外湿。

表 1-7　外湿与内湿的鉴别

类型	病因病机	临床表现
外湿	湿伤肌表	恶风寒发热，头身困重，四肢酸楚
	湿滞关节	关节重痛，屈伸不利
内湿	脾失健运 水湿停聚	口腻纳呆，胸闷呕恶，腹痞满，头身困重，泄泻，小便混浊，带下，水肿等

湿为长夏主气，与脾土相应。湿邪能阻遏气机，易伤阳气，其性重浊黏滞，且有趋下之势，故湿邪为病表现为人体气机阻滞，脾阳不振，水湿停聚而出现胸闷脘痞、肢体困重、呕恶泄泻等，以及分泌物和排泄物如泪、涕、痰、带下、二便等秽浊不清。湿有内外之分，外湿系感受湿邪所致，内湿为水液代谢失常所成。湿邪虽与肺、脾、肾均有关，但脾主运化水湿，为水液升降之枢纽，故内湿多困于脾虚，外湿和内湿既有区别又互相影响。

（五）燥

1. 自然特性　燥为秋季主气。从秋分、寒露、霜降到立冬四个节气，为燥气当令。秋季天气收敛，其气清肃，气候干燥，水分亏乏，故多燥病。燥气乃秋令燥热之气所化，属阴中之阳邪。燥邪为病有温燥、凉燥之分。初秋有夏热之余气，久晴无雨，秋阳以曝之时，燥与热相结合而侵犯人体，故病多温燥。深秋近冬之际，西风肃杀，燥与寒相结合而侵犯人体，则病多凉燥。故《医醇賸义》有曰："初秋尚热则燥而热，深秋既凉则燥而凉。"燥与肺气相通。

2. 燥邪的性质和致病特征（表1-8） 燥胜则干，易于伤肺为燥邪的基本特征。

（1）干涩伤津：燥与湿对，湿气去而燥气来。燥为秋季敛肃之气所化，其性干涩枯涸，故《素问·阴阳应象大论》有曰："燥胜则干。"燥邪为害最易耗伤人体的津液，形成阴津亏损的病变，表现出各种干涩的症状和体征，诸如皮肤干涩皲裂、鼻干咽燥、口唇燥裂、毛发干枯不荣、小便短少、大便干燥等。

（2）燥易伤肺：肺为五脏六腑之华盖，性喜清肃濡润而恶燥，称为娇脏。肺主气而司呼吸，直接与自然界大气相遇，且外合皮毛，开窍于鼻，故燥邪多从口鼻而入。燥为秋金气主，与肺相应，故燥邪最多伤肺，使肺津受损，宣肃失职，从而出现干咳少痰，或痰黏难咯，或痰中带血，以及喘息胸痛等。

表 1-8　燥邪的性质和致病特征

燥邪的性质	致病特征
干涩伤津，失于濡润	以口、鼻、咽、唇等五官七窍及皮肤干涩，毛发不荣为特征
燥易伤肺清肃失濡润	干咳痰少或无痰，或痰黏难咯等

3. 外燥和内燥的区别（表1-9） 外燥是感受外界燥邪所致，为发生于秋季的外感热病，故称秋燥。外燥有温燥和凉燥之分。燥而偏寒者为凉燥，燥而偏热者为温燥，外燥偏重于肺。内燥多由高热大汗，或剧烈吐泻，或失血过多，或年高体弱，阴血亏损所致，临床上表现出一派津伤阴亏之候，如皮肤干糙、口干咽燥、毛发不荣、肌肉瘦削、尿少、便干等。内燥遍及全身，以肺、胃、大肠多见，伤及血脉，则与肝肾有关。

表 1-9　内燥和外燥的区别

外燥	外感燥邪	口咽干燥，恶寒发热，头痛，脉浮，干咳，小便短少，痰而胶黏
内燥	津伤血少	大便干结，消瘦，心烦，失眠，皮肤干涩

　　燥为秋季主气，与肺相应。燥邪以干涩伤津和易于伤肺为最重要的特征。不论外燥还是内燥，均可见口、鼻、咽、唇等官窍干燥之象，以及皮肤、毛发干枯不荣等。

（六）火（热）

　　1. 自然特性　火旺于夏季。从春分、清明、谷雨到立夏四个节气，为火气主令。因夏季主火，故火与心气相应。但是，火并不像暑那样具有明显的季节性，也不受季节气候的限制。

　　2. 温、暑、火、热的关系　温、暑、火、热四者性质基本相同，但又有区别。

温与热：这里的温和热均指病邪而言。温为热之渐，热为温之甚，二者仅程度不同，没有本质区别，故常温热混称。在温病学中所说的温邪，泛指一切温热邪气，连程度上的差别也没有。

暑与火（热）：暑为夏季的主气，乃火热所化，可见暑即热邪。但暑独见于夏季，纯属外邪，无内暑之说。而火（热）为病则没有明显的季节性，同时还包括高温、火热煎熬等。

火与热：火为热之源，热为火之性。其本质皆为阳盛，故往往火热混称，但二者还有一定的区别，热纯属邪气，没有热属正气之说。而火一是指人体的正气，称之为"少火"；二是指病邪，称之为"壮火"。这是火与热的主要区别。一般地说，热多属于外感，如风热、暑热、温热之类的病邪。而火则常自内生，多由脏腑阴阳气血失调所致，如心火上炎、肝火炽盛、胆火横逆之类的病变。

就温、热、火三者而言，温、热、火虽同为一气，但温能化热，热能生火，所以在程度变上还是有一定差别的。温为热之微，热为温之甚；热为火之渐，火为热之极。

3. 火的含义　中医学中的火有生理性与病理性之分，内火与外火之别。

（1）生理性之火：是一种维持人体正常生命活动所必须的阳气。它谧藏于脏腑之内，具有温煦生化的作用。这种有益于人体的阳气称为"少火"，属于正气范畴。

（2）病理性之火：是指阳盛太过，耗散人体正气的病邪。这种火称之为"壮火"，这种病理性的火又有内火和外火之分。

外火：一是感受温热邪气而来；二是由风、寒、暑、湿、燥等外邪转化而来，即所谓"五气化火"。五气之中，只有暑邪纯属外来之火，我们称之为暑热。其余风、寒、湿、燥等邪并非火热之邪，之所以能化而为火，必须具备一定的条件。第一，郁遏化火。风、寒、湿、燥侵袭人体，必须郁久方能化火。如由寒化热，热极生火；湿与热结，或湿蕴化热，热得湿而愈炽，湿得热而难解，郁而化火；或者湿蕴化热，湿热极盛而化火；火就燥，故燥亦从火化。第二，因人而异。阳盛之体或阴虚之质易于化火。第三，与邪侵部有关。如邪侵阳明燥土则易化火，寒邪直中入脾则化火者难。此外，五气能否化火，与治疗也有一定的关系。

内火：多因脏腑功能紊乱，阴阳气血失调所致。情志过极亦可久郁化火，即所谓"五志化火"。内火将在"病机"章中介绍，这里不一一赘述。

中医学将火分为正、邪两类，诚如张景岳所说："火，天地之阳气也。天非此火，不能生物；人非此火，不能有生。故万物之生，皆由阳气。但阳和之气则生物，亢烈之火反害物，故火太过则气反衰，火和平则气乃壮。"（《类经》）

正气之火即少火，少火又可分为君火和相火。君火为心之阳气，相火为肝、肾、胆、膀胱、心包、三焦之阳气。其中肾之阳气，又称命门火或龙火，肝之阳气也叫雷火。君火仅指正气而言，若过旺便是心火炽盛；而相火包含正气和邪气两个方面，过旺时谓之相火妄动。心火炽盛和相火妄动均属于壮火。

4. 火邪的性质和致病特征（表1-10） 火邪具有燔灼、炎上、耗气伤津、生风动血等特性。

（1）火性燔灼：燔即燃烧；灼，即烧烫。燔灼，是指火热邪气具焚烧而熏灼的特性。故火邪致病，机体以阳气过盛为其主要病理机制，临床上表现出高热、恶热、脉洪数等热盛之征。总之，火热为病，热象显著，以发热脉数为其特征。

（2）火性炎上：火为阳邪，其性升腾向上。故火邪致病具有显明的炎上特性，其病多表现于上部。如心火上炎，则见舌尖红赤疼痛、口舌糜烂；肝火上炎，则见头痛如裂、目赤肿痛；胃火炽盛，可见齿龈肿痛、齿衄等。

（3）伤津耗气：火热之邪，蒸腾于内，最易迫津外泄，消烁津液，使人体阴津耗伤。故火邪致病，其临床表现除热象显著外，往往伴有口渴喜饮、咽干舌燥、小便短赤、大便秘结等津伤液耗之症。火太旺而气反衰，阳热亢盛之壮火最能损伤人体正气，导致全身性的生理功能减退。此外，气生于水，水可化气，火迫津泄，津液虚少无以化气，亦可导致气虚，如火热炽盛，在壮热、汗出、口渴喜饮的同时，又可见少气懒言、肢体乏力等气虚之症。总之，火邪为害，或直接损伤人体正气，或由津伤导致气伤，终致津伤气耗之病理结果。

（4）生风动血：火邪易于引起肝风内动和血液妄行。

生风：火热之邪侵袭人体，往往燔灼肝经，劫耗津血，使筋脉失于濡养，而致肝风内动，称为热极生风。故《温病条辨》有曰："血络受火邪逼迫，火极而内生风。"风火相煽，症状急迫，临床上表现为高热、神昏谵语、四肢抽搐、颈项强直、角弓反张、目睛上视等。

动血：血得寒则凝，得温则行。火热之邪，灼伤脉络，并使血行加速，迫血妄行，易引起各种出血，如吐血、便血、血尿，以及皮肤发斑、妇女月经过多、崩漏等。

（5）易致肿疡：火热之邪入于血分，聚于局部，腐肉败血，则发为痈肿疮疡。《医宗金鉴》有曰："痈疽原是火毒生。"火毒热毒是引起疮疡的比较常见的原因，其临床表现以疮疡局部红肿热痛为特征。

（6）易扰心神：火与心气相应，心主血脉而藏神。故火热之邪伤于人体，最易扰乱神明，出现心烦失眠、狂躁妄动，甚至神昏谵语等症。

表 1-10　火邪的性质和致病特征

火邪的性质	致病特征
火性燔灼	热象异常显著，以高热、脉数为特征
火性炎上	病变多表现于上部，如面红耳赤、口舌糜烂、齿龈肿痛等
伤津耗气	迫津外泄，表现为汗出、渴饮、便结，尿少等；气随津耗，表现为少气懒言、肢倦乏力等
生风动血	生风：热极生风而现高热神昏，抽搐等。 动血：破血忘行而现各种出血
易致肿疡	腐蚀血肉，发为痈疽疮疡，以局部红肿热痛为特征
易扰心神	火扰心神则心烦失眠、狂躁谵语等

5. 外火与内火的区别（表 1-11）　外火多由感受温热之邪或风寒暑湿燥五气化火，临床上有比较明显的外感病演变过程。内火则为脏腑阴阳气血失调或五志化火而致，通过各脏腑的病理变化反映出来，无明显外感病史。但外火和内火又相互影响，内生之火可招致外火，如平素阴虚火旺或阳热亢盛者，感受六淫之后，内外交迫常致五气从火而化。而外火亦可引动内火，如外火耗伤津血可引动肝阳，化火生风等。

表 1-11　外火与内火的鉴别

类型	病因病机		临床表现	
外火	外感风热火邪		初起常有恶寒发热、头痛、脉浮，继则壮热、心烦、口渴、脉洪数	
	五气化火		常生风动血	
内火	实火	内伤致脏腑阳气偏亢	主要见内热心烦、口渴、尿赤、便结、舌红、脉数	见心、肺、肝、胆、胃实热证，舌老红，脉数有力
	虚火	阴虚生内热		五心烦热，失眠，潮热盗汗，舌嫩红少苔，脉数
		阴盛格阳	身热而欲得衣被，口渴喜热饮，舌淡，尿清	

综上所述，火有生理性和病理性之分，本节所及则为病理性之火，又称火邪。火邪就来源看，有外火和内火之异。外火多由外感而来，而内火常自内生。火邪具有燔灼炎上、伤津耗气、生风动血、易生肿疡和扰乱心神的特性。其致病广泛，发病急暴，易成燎原之势，在临床上表现出高热津亏、气少、肝风、出血、神志异常等特征。

二、疫疠

（一）疫疠的基本概念

疫疠，是一类具有强烈传染性的病邪，在中医文献中又称"瘟疫""疠气""戾气""异气""毒气""乖戾之气""杂气"等。疫疠与六淫不同，不是由气候变化所形成的致病因素，而是一种人们的感官不能直接观察到的微小的物质（病原微生物）。故《温疫论》有曰："夫温疫之为病，非风非寒非暑非湿，乃天地间别有一种异气所感。"疫疠的发现是中医病因学说的重大发展，也是对世界医学的伟大贡献。

（二）疫疠的致病特点

1. 发病急骤，病情危笃，症状相似 疫疠之气致病，与温热邪气、火邪有相同之处，都具有发病急骤、来势较猛、病情危重的特点，其临床又必具发热见症，而且大多热势较高，并伴有烦渴、舌红、苔黄等热象。但是，疫疠之气较温热火邪的毒性更强，且常夹有湿毒秽浊之气，故其致病作用更为剧烈、险恶。

2. 传染性强，易于流行 疫疠之气具有强烈的传染性和流行性，可通过口鼻等多种途径在人群中传播。故《温疫论》有曰，"邪之所着，有天受，有传染，所感虽殊，其病则一"，"此气之来，无论老少强弱，触之者即病"。疫疠之气致病可散在地发生，也可以大面积流行。所以说："人感乖戾之气而生病，则病气转相染易，乃至灭门。"（《诸病源候论》）因此，疫疠具有传染性强、流行广泛、死亡率高的特点。诸如大头瘟（由疫毒感染而发病，以头面红肿或咽喉肿痛为特征）、虾蟆瘟（人体感染疫毒后，以颈项肿大为主症，连及头面，状如虾蟆，故名）、疫痢、白喉、烂喉丹痧、天花、霍乱、鼠疫等，实际包括现代许多传染病和烈性传染病。

疫疠的发生和流行与气候、环境和饮食卫生，以及社会制度等因素有关。

（1）气候因素：自然气候的反常变化，如久旱，涝、渍，酷热，湿雾，瘴气等。

（2）环境和饮食：如空气、水源、食物受到污染。

（3）预防隔离：疫疠一旦发生，不能及时预防隔离，则易于引起流行。

（4）社会因素：国家制定"预防为主"的卫生工作方针，对传染病采取一系列积极有效的防疫和治疗措施，可使传染病的发病下降。

三、寄生虫

中医学早已认识到寄生虫能导致疾病的发生，诸如蛔虫、钩虫、蛲虫、绦虫（又称寸白虫）、血吸虫等。患病之人，或因进食被寄生虫虫卵污染的食物，或因接触疫水或疫土而发病。由于感染的途径和寄生虫寄生的部位不同，临床表现也不一样。如蛔虫病，常可见胃脘疼痛，甚则四肢厥冷等，称为"蛔虫厥"。蛲虫病，可有肛门瘙痒之苦。蛔虫、钩虫、蛲虫等肠道寄生虫，其为病多有面黄肌瘦、嗜食异物、腹痛等临床特征。故《临证指南医案》曰："凡面色萎黄，饮食不为肌肤，伏起作痛，聚散不定，痛止即能饮食者，皆有虫积。"

中医学虽然已经认识到寄生虫病与进食不洁食物有关，但又认为"虫类虽多，其源皆由饮食停滞，湿热郁蒸，变化而成者也"（《临证指南医案》），所以在中医文献中又有"湿热生虫"之说。所谓"湿热生虫"，是说脾胃湿热为引起肠道寄生虫病的内在因素之一，而某些肠道寄生虫病往往以"脾胃湿热"的症状为主要表现，因此不能误认为湿热能直接生虫。故张景岳曰："虫能为患者，终是脏气之弱，行化之迟，所以停聚而渐至生虫耳。然则，或由湿热，或由生冷，或由肥甘，或由滞腻，皆可生虫，非独湿热而已。然以数者之中，又惟生冷生虫为最。"（《景岳全书》）

四、外伤

外伤包括枪弹、金刃伤、跌打损伤、持重努伤、烧烫伤、冻伤和虫兽伤等。

（一）枪弹、金刃、跌打损伤、持重努伤

这类伤可引起皮肤肌肉瘀血肿痛出血，或筋伤骨折脱臼，重则损伤内脏，或出血过多导致昏迷、抽搐、亡阳等严重病变。

（二）烧烫伤

烧烫伤又称"火烧伤""火疮""烫火伤"等。烧烫伤多由沸水（油）、高温物品、烈火、电等作用于人体而引起，一般以火焰和热烫伤为多见。中医学在治疗烧烫伤方面积累了丰富的经验。

烧烫伤总以火毒为患。机体受到火毒的侵害以后，受伤的部位立即发生外症：轻者损伤肌肤，创面红、肿、热、痛，表面干燥或起水疱、剧痛；重度烧伤可损伤肌肉筋骨，使痛觉消失，创面如皮革样，蜡白，焦黄或炭化，干燥。严重烧烫伤热毒炽盛，势必内侵脏腑，除有局部症状外，常因剧烈疼痛，火热内攻，体液蒸或渗出，出现烦躁不安、发热、口干渴、尿少尿闭等阴阳平衡失调之候，乃至亡阴亡阳而死亡。如《外科启玄》有曰："火之为物，情最急……重则至死，轻则为疡，皮焦肉卷，苦痛难熬。"《洞天奥者》指出："烫疮……轻则害在皮肤，重则害在肌肉，尤甚者害在脏腑。"

（三）冻伤

冻伤是指人体遭受低温侵袭所引起的全身性或局部性损伤，是我国北方冬季的常见病。温度越低，受冻时间越长，则冻伤程度越重。全身

性冻伤称为"冻僵";局部性冻伤常根据受冻的环境称为"战壕足""水浸足"等,而指、趾、耳、鼻等暴露部位受寒冷的影响,出现紫斑、水肿等,则称为"冻疮"。

寒冷是造成冻伤的重要条件,《外科正宗》有曰:"冻疮乃天时严冷,气血冰凝而成,手足耳边裂开作痛。"

1. **全身性冻伤**　寒为阴邪,易伤阳气,寒主凝滞收引。阴寒过盛,阳气受损,失去温煦和推动血行作用,则为寒战,体温逐渐下降,面色苍白,唇舌、指甲青紫,感觉麻木,神疲乏力,或昏睡,呼吸减弱,脉迟细。如不救治,易致死亡。

2. **局部性冻伤**　多发生于手、足、耳郭、鼻尖和面部。初受冻部位,因寒主收引,经脉挛急,气血凝滞不畅,影响受冻局部的温煦和营养,致局部苍白、冷麻;继则肿胀青紫、痒痛灼热,或出现大小不等的水疱等;重则受冻部位皮肤呈苍白,冷痛麻木,触觉丧失,甚则暗红漫肿,水疱溃破后创面呈紫色,出现腐烂或溃疡,乃至损伤肌肉筋骨而呈干燥黑色,亦可因毒邪内陷而危及生命。

(四)虫兽伤

虫兽伤包括毒蛇、猛兽及疯狗咬伤等,轻则局部肿疼、出血,重可损伤内脏,或出血过多,或毒邪内陷而死亡。

1. **毒蛇咬伤**　根据咬伤后临床表现的不同,分为风毒、火毒和风火毒三类。

(1)风毒(神经毒)　常见银环蛇、金环蛇和海蛇咬伤。伤口表现以麻木为主,无明显红肿热痛。全身症状,轻者头晕头痛,出汗,胸闷,四肢无力;重者昏迷,瞳孔散大,视物模糊,语言不清,流涎,牙关紧闭，吞咽困难，呼吸减弱或停止。

（2）火毒（血循毒） 常见蝰蛇、尖吻腹蛇、青竹蛇和烙铁头蛇咬伤。伤口红肿灼热疼痛，起水疱甚至发黑，日久形成溃疡。全身症状见寒战发热，全身肌肉酸痛，皮下或内脏出血，外见尿血、便血、吐血、衄血，继则出现黄疸和贫血等，严重者中毒死亡。

（3）风火毒（混合毒） 如眼镜蛇、大眼镜蛇咬伤，临床表现有风毒和火毒的症状。

2. 疯狗咬伤 初起仅见局部疼痛、出血，伤口愈合后，经一段潜伏期，然后出现烦躁、惶恐不安、牙关紧闭、抽搐恐水、恐风等症。

【文献摘录】

《医宗金鉴》："六气之邪，感人虽同，人受之而生病各异者，何也？盖以人之有厚薄，气有盛衰，脏有寒热，所受之邪，每从其人之脏气而化，故生病各异也。"

《温热经纬》："所谓六气，风、寒、暑、湿、燥、火也。分其阴阳，则《素问》云：寒暑六气，暑统风、火，阳也；寒统燥、湿，阴也。言其变化，则阳中唯风无定体，有寒风，有热风；阴中则燥、湿之气有寒有热，至暑乃天之热气，流金烁石，纯阳无阴。"

《景岳全书》："凡初诊伤寒者，以其寒从外入，伤于表也。寒邪自外而入，必由浅渐深，故先自皮毛，次入经络，又次入筋骨，而合于脏腑，则病日甚矣。"

《医原记略》："湿之为病最多，人多不觉湿来，但知避寒、避风而不知避湿者，因其为害最多、最隐，而难觉察也。"

《冯氏锦囊秘录》："暑为阳邪，故蒸热；暑必兼湿，故自汗。暑邪干心，则烦；干肺，则渴；干脾，则吐利。上蒸于头，则重而痛。暑伤气，故倦怠。复至日后，病热为暑，暑者，相火行令也，人感之自口鼻而入，伤心包络之经，暑伤心故也。”

《医学入门》："外因邪郁经络，积热脏腑，此为有余之火。内因饮食情欲，气盛似火，此为有余中不足。阴虚火动，乃不足之大。大要以脉弦数无力为虚火，实大有力为实火。火病死人甚暴，变化无常，一为便伤元气，偏胜移害他经。”

《医学心悟》："夫实火者，六淫之邪、饮食之伤自外而入，势犹贼也；虚火者，七情色欲，劳役耗神，自内而发。”

【参考文献】

［1］周之翰.六淫与六气小议［J］.中医杂志，1983（5）：80.

［2］赵振昌.对中医学"六淫学说"的认识［J］.吉林中医药，1980（2）：8.

［3］邹云翔.中医学与病毒［J］.浙江中医杂志，1980（1）：2.

［4］武先民.论"风"在病因学上的意义［J］.上海中医药杂志，1959（4）：35.

【复习思考题】

1. 何谓病因？包括哪些内容？

2. 中医病因学有何特点？

3. 何谓六气？何谓六淫？六气与六淫有什么区别？

4. 六淫致病的共同特点是什么？

5. 何谓"内生五邪"？其与外感六淫有何异同？

6. 试述六淫的性质和致病特点。

7. 如何鉴别外风与内风、外寒与内寒、外湿与内湿？

8. 什么叫疫疠？疫疠的致病特点是什么？

第三节　内部因素

一、七情

（一）七情的基本概念

喜、怒、忧、思、悲、恐、惊这七种正常的对精神刺激的情绪反应称为七情。七情属于人的精神情志活动，与人体脏腑功能活动有密切的关系。七情分属于五脏，以喜、怒、思、悲、恐为代表，称为五志。

七情是人体对客观事物的不同反应，在正常的活动范围内，一般不会使人致病。只有突然强烈或长期持久的情志刺激，超过人体的正常生理活动范围，使人体气机紊乱，脏腑阴阳气血失调，才会导致疾病的发生。七情致病不同于六淫，六淫主要从口鼻或皮毛侵入人体，而七情则直接影响有关内脏而发病。七情不仅可以引起多种疾病的发生，而且对疾病的发展有重要影响，它可促进病情好转与恶化。由于七情是造成内伤病的主要致病因素之一，故又称"内伤七情"。

（二）七情与内脏气血的关系

1. 七情与内脏的关系　人体的情志活动与内脏关系密切，其基本规律是：肝主怒，过怒则伤肝；脾主思，过思则伤脾；肺主悲、忧，过悲过忧则伤肺；肾主惊、恐，过惊过恐则伤肾。这说明内脏病变可出现相应的情绪反应，而情绪反应过度又可损伤相关之内脏，七情生于五脏又伤五脏的理论在诊断和治疗中均有重要的指导意义。

2. 七情与气血的关系 气和血是构成机体的两大基本物质，气对人体脏腑具有温煦、推动作用，血对人体脏腑则具有濡养作用。精为气所化生，神藏于血液之中，因此，气血则是人体精神情志活动的物质基础。可见，情志活动与气血有密切关系，脏腑气血的变化也会影响情志的变化，故《素问·调经论》有曰："血有余则怒，不足则恐。"

脏腑的生理活动必须以气血为物质基础，而精神情志活动又是脏腑生理功能活动的表现，所以人体情志与人体脏腑气血关系非常密切。

（三）七情致病的特点

1. 与精神刺激有关 七情属于精神性致病因素，其发病必与明显的精神刺激有关。在整个病程中，情绪的改变可使病情发生明显的变化。

2. 直接伤及内脏 七情过激可影响内脏之活动而产生病理变化，如《灵枢·百病始生》："喜怒不节则伤脏"。不同的情志刺激可伤及不同的脏腑，产生不同的病理变化。如喜伤心，心伤则心跳神荡，精神涣散，思想不能集中，甚则精神失常等。七情过激虽可伤及五脏，但取决于心。因为心为五脏六腑之大主，一切生命活动都是五脏功能集合的表现，同时五脏六腑又必须接受心的统一主宰，所以"心动则五脏六腑皆摇"，心神受损必涉及其他脏腑，而肝失疏泄，气机紊乱又是情志疾病发病机制的关键。

心主血而藏神；肝藏血而主疏泄；脾主运化而居中焦，为气机升降的枢纽、气血生化之源。故情志所伤为患，以心、肝、脾三脏的气血失调为多见。如过度惊喜损伤心脏，可导致心神不安而出现心悸、失眠、烦躁、惊慌不安、神志恍惚，甚至因精神失常而表现出哭笑无常、言语不休、狂躁妄动等症。郁怒不解则伤肝，影响肝的疏泄功能，可以出现胁肋胀痛、性情急躁、善太息，或咽中似有物梗阻，或因气滞血瘀而致妇女月经不调、痛经、闭经癥瘕等，或因暴怒引起肝气上逆损及血脉，血随气逆发生大呕血或晕厥。若思虑过度，损伤于脾，使脾失健运，出现食欲不振、脘腹胀满等。七情所伤，心、肝、脾功能失调，可单独发病，也常相互影响，相兼为害。如思虑过度，劳伤心脾；郁怒不解，肝脾不调等。

此外，喜、怒、忧、思、恐等情志活动失调，能够引起脏腑气机紊乱，真阴亏损，出现烦躁、易怒、失眠、面赤、口苦，以及吐血、衄血等症，都属于火的表现，称为"五志化火"。情志失调又可导致"六郁"为病，即气郁而湿滞，湿滞而成热，热郁而生痰，痰郁而血不行，血滞而食不化。换言之，由气郁可致血郁、痰郁、湿郁、食郁为病。

3. 影响脏腑气机 七情致病主要使脏腑气机失常，气血运行紊乱。七情为病与气机紊乱的关系如下。

（1）怒则气上：怒为肝之志，凡遇事愤懑或事不遂意而产生一时性的激怒，一般不会致病，但如暴怒，则反伤肝，使肝气疏泄太过而上逆为病。肝气上逆，血随气升，可见头晕头痛、面赤耳鸣，甚者呕血或昏厥。肝气横逆，亦可犯脾而致腹胀、飧泄（飧泄又名水谷利，其大便呈完谷不化样）；若克胃则可出现呃逆、呕吐等。由于肝肾同源，怒不仅伤肝，而且还能伤肾，肾伤精衰，则现恐惧、健忘、腰脊痿弱等症。肝为五脏之贼，故肝气疏泄失常可影响各脏腑的生理功能而导致多种病变。

（2）喜则气缓：喜为心之志，包括缓和紧张情绪和心气涣散两个方面。在正常情况下，喜能缓和紧张情绪，使心情舒畅，气血和缓，表现出健康的状态。但是，喜乐无极，超过正常限度，就可导致心的病变。

暴喜伤心，使心气涣散，神不守舍，出现乏力、懈怠、注意力不集中，乃至心悸失神，甚至狂乱等。

（3）悲则气消：悲忧为肺之志。悲，是伤感而哀痛的一种情志表现。悲哀太过，往往通过耗伤肺气而导致心、肝、脾等多脏的病变。如悲忧耗伤肺气，使气弱消减，意志消沉，可见气短胸闷、精神萎靡不振、乏力懒惰等。悲忧伤肝，肝伤则精神错乱，甚至筋脉挛急、胁肋不舒等。悲哀过度，还可使心气内伤，而致心悸、精神恍惚等。悲忧伤脾则致中焦气机滞塞，运化无权，可现脘腹胀满、四肢痿弱等。

（4）思则气结：思为脾之志。思考本是人的正常生理活动，若思虑太过，则可导致气结于中，脾气郁结，中焦气滞，水谷不化，而见胃纳呆滞、脘腹痞塞、腹胀便溏、甚至肌肉消瘦等。思发于脾而成于心，思虑太过不但伤脾，也可耗伤心血，使心血虚弱，神失所养，而致心悸、怔忡、失眠、健忘、多梦等。

（5）恐则气下：恐为肾之志。恐，是一种胆怯、惧怕的心理。长期恐惧或突然意外惊恐，皆能导致肾气受损，即所谓"恐伤肾"。过于恐惧，则肾气不固，气陷于下，可见二便失禁、遗精等症。恐惧伤肾，精气不能上奉，则心肺失其濡养，水火升降不交，可见胸满腹胀、心神不安、夜不能寐等症。

（6）惊则气乱：气乱是指心气紊乱。心主血，藏神，大惊则心气紊乱，气血失调，出现心悸、失眠、心烦、气短，甚则精神错乱等症状。

惊与恐不同，自知者为恐，不知者为惊。惊能动心，亦可损伤肝胆，使心胆气乱，而致神志昏乱，或影响胎儿，造成先天性癫痫。如张景岳曰："大惊卒恐，一时偶伤心胆，而致失神昏乱。"

4. 情志波动，可致病情改变　异常情志波动，可使病情加重或迅速恶化，如眩晕患者，因阴虚肝阳偏亢，若遇恼怒，可使肝阳暴张，气血并走于上，出现眩晕欲仆，甚则猝然昏仆不语，半身不遂，口眼歪斜，发为中风。

总之，喜、怒、忧、思、悲、恐、惊七种情志与内脏有着密切的关系，主要表现在情志活动必须以五脏精气作为物质基础，而人的各种精神刺激只有通过有关内脏的功能才能反映出情志的变化。故《素问·阴阳应象大论》曰："人有五脏化五气，以生喜怒悲思恐。"情志为病，内伤五脏主要是使五脏气机失常，气血不和，阴阳失调而致病的。至于所伤何脏，有常有变。七情生于五脏，又各伤对应之脏，如喜伤心，怒伤肝，恐伤肾……此其常；但有时一种情志变化也能伤及几脏，如悲可伤肺、肝等，几种情志又同伤一脏，如喜、惊均可伤心，此其变。临床应根据具体的表现做具体的分析，不能机械地对待。

七情致病归纳如下（表1-12）。

表 1-12　七情致病简表

情志	病变	临床表现
喜为心志	喜伤心，喜则气缓	虚：心悸不安，精神涣散等 实：哭笑不休，神志异常等
怒为肝志	怒伤肝，怒则气上	太过：胸胁腹痛，急躁吐血等 不及：胸胁胀满，嗳气叹息等
忧为肺志	忧伤肺，忧则气郁	虚：少气，音低，息微等 实：咳嗽，胸满，气粗等
思为脾志	思伤脾，思则气结	虚：食少倦怠，肌肉瘦削等 实：胸腹痞满，腹胀不利等

情志	病变	临床表现
悲为肺志	悲伤肺,悲则气消	虚:抽吸饮泣,意志消沉等 实:金气乘木,精神错乱等
恐为肾志	恐伤肾,恐则气下	虚:肢厥精遗,二便失禁等 实:水火不济,心烦失眠等
惊为心志	惊伤心,惊则气乱	虚:心跳而乱,神情痴呆等 实:表情惊慌,精神错乱等

二、饮食

饮食是维持人体生命活动不可缺少的方面,但是饮食不节、饮食不洁或饮食偏嗜则又常为导致疾病发生的原因之一。饮食物靠脾胃消化,故饮食失宜可损伤脾胃,导致脾胃的升降功能失常,从而聚湿、生痰、化热或变生他病。

(一)饮食不节

饮食应以适量为宜,过饥过饱均可发生疾病。过饥,则摄食不足,化源匮乏,终致气血亏少,而形体消瘦,正气虚弱,抵抗力降低,又易于继发其他病证。反之,暴饮暴食,超过脾胃的消化、吸收和运化功能,可导致饮食阻滞,出现脘腹胀满,嗳腐泛酸,厌食,吐泻等食伤脾胃之病。如《素问,痹论篇》曰:"饮食自倍,肠胃乃伤。"

饮食失宜小儿更为多见,因其脾胃较成人为弱。食滞日久,可以郁而化热;伤于生冷寒凉,又可以聚湿、生痰。婴幼儿食滞日久还可以酿成疳积,出现手足心热、心烦易哭、脘腹胀满、面黄肌瘦等症。成人如果久食过量,还常阻滞肠胃经脉的气血运行,发生下利、便血、痔疮等。过食肥甘厚味，易于化生内热，甚至引起痈疽疮毒等。

此外，在疾病过程中，饮食不节还能改变病情，故有"食复"之说。如在热性病中，疾病初愈，脾胃尚虚，饮食过量或吃不易消化的食物，常常导致食滞化热，与余热相合，使热邪久羁，引起疾病复发，或迁延时日。故《素问·热论》有曰："病热少愈，食肉则复，多食则复。"

（二）饮食不洁

饮食不洁，可引起多种胃肠道疾病，出现腹痛、吐泻、痢疾等，或引起寄生虫病，如蛔虫、蛲虫、绦虫等，临床表现为腹痛、嗜食异物、面黄肌瘦等症。若蛔虫窜进胆道，还可出现上腹部剧痛、时发时止、吐蛔、四肢厥冷的蛔厥证。若进食腐败变质、有毒食物，可致食物中毒，常出现腹痛、吐泻，重者可出现昏迷或死亡。

（三）饮食偏嗜

饮食要适当调节，不应有所偏嗜，才能使人体获得所需的各种营养。若饮食偏嗜，或过寒过热，或饮食五味有所偏嗜，可导致阴阳失调，或某些营养缺乏而发生疾病。

1. 偏寒偏热　多食生冷寒凉，可损伤脾胃阳气，使寒湿内生，发生腹痛、泄泻；偏食辛温燥热，可使胃肠积热，出现口渴、腹胀满痛、便秘，或酿成痔疮。

2. 五味偏嗜　人的精神气血都由五味资生，五味与五脏各有其亲和性，如酸入肝，苦入心，甘入脾，辛入肺，咸入肾。如果长期嗜好某种食物，就会使相应的脏腑功能偏盛或偏衰，久之可以损伤内脏而发生疾病。如多食咸味的食物，会使血脉凝滞，面色失去光泽；多食苦味的食物，会使皮肤干燥而毫毛脱落；多食辛味的食物，会使筋脉拘急而爪甲枯槁；多食酸味的食物，会使皮肉坚厚皱缩，口唇干薄而掀起；多食甘味的食物，则会使骨骼疼痛而头发脱落。此外，嗜好太过可能会导致营养不全，缺乏某些必要的营养，而且还能伤及脾胃以外的其他脏腑。例如，脚气病、夜盲症、瘿瘤等都是五味偏嗜的结果。所以，饮食五味应当适宜，平时饮食不要偏嗜，病时应注意饮食宜忌，使饮食与病变相宜，促进疾病的好转。反之，疾病就会加重。

三、劳逸

劳逸，包括过度劳累和过度安逸两个方面。正常的劳动和体育锻炼有助于气血流通，增强体质。必要的休息，可以消除疲劳，恢复体力和脑力，不会使人致病。只有过度劳累，或体力劳动，或脑力劳动，或房劳过度，以及过度安逸，如完全不劳动、不运动，才能成为致病因素而使人发病。

（一）过劳

过劳是指过度劳累，包括劳力过度、劳神过度和房劳过度三方面。

1.**劳力过度**　主要指较长时间的劳力过度，积劳成疾。劳力过度可以损伤内脏功能，致使脏气虚少，可出现少气无力、四肢困倦、懒于言语、精神疲惫、形体消瘦等症状，即所谓的"劳则气耗"。

2.**劳神过度**　指思虑劳神过度。劳神过度可耗伤心血，损伤脾气，出现心悸、健忘，失眠、多梦及纳呆、腹胀、便溏等症。

3.**房劳过度**　是指性生活不节，房事过度。正常的性生活一般不损伤身体，但房劳过度耗伤肾精，可致腰膝酸软、眩晕耳鸣、精神萎靡，或男子遗精滑泄，性功能减退甚或阳痿。

（二）过逸

过逸是指过度安逸。不劳动，不运动，可使人体气血运行不畅，筋骨柔弱，脾胃呆滞，体弱神倦，或发胖臃肿，动则心悸，气喘，汗出等，还可继发其他疾病。

【文献摘录】

《医醇賸义》："七情之伤，虽分五脏，而必归本于心。喜则伤心，此为本脏之病，过喜则阳气太浮，而百脉开解，故心脏受伤也。至于怒伤肝，肝初不知怒也，心知其当怒，而怒之太过，肝伤则心亦伤也。忧伤肺，肺初不知忧也，心知其可忧，而忧之太过，肺伤则心伤也。思伤脾，脾初不知思也，心与为思维，而思之太过，脾伤则心亦伤也。推之悲也、恐也，统之于心，何独不然？故治七伤者，虽为肝、脾、肺、肾之病，必兼心脏施治，始为得之。"

《景岳全书》："凡五气之郁，则诸病皆有，此因病而郁也。至若情志之郁，则总由乎心，此因郁而病也。"

《济生方》："善摄生者，谨于和调，使一饮一食入于胃中，随消随化，则无滞留之患。若禀受怯弱，饥饱失时，或过餐五味、鱼腥、乳酪，强食生冷、果菜，停蓄胃脘，遂成宿滞，轻则吞酸，呕恶，胸满，噫噎，或泄，或痢，久则积结为癥瘕，面黄羸瘦，此皆宿滞不消而生病焉。"

《世补斋医书》："世但知有劳病，不知有逸病……凡人闲暇则病，小劳转健，有事则病却，即病亦若可忘者。又有食后反倦，卧引起反疲者，皆逸病也。"

【参考文献】

［1］黄志立. 情志与内脏［J］. 浙江中医杂志，1959（2）：15.

［2］张奇文. 试论内因七情［J］. 山东医刊，1961（10）：15.

【复习思考题】

1. 何谓七情和五志？

2. 情志和五脏的生理关系是什么？为什么说情志统归于心？

3. 情志致病的共同特点是什么？

4. 情志所伤的病变有哪些？各有何临床表现？

5. 饮食、劳逸不当为什么能致病？

第四节　其他致病因素

一、痰饮

（一）痰饮的概念

痰饮是机体水液代谢障碍所形成的病理产物。这种病理产物一经形成就作为一种致病因素作用于机体，导致脏腑功能失调而引起各种复杂的病理变化。痰饮一般分有形和无形两类。

1. 有形的痰饮　是指视之可见，触之可及，闻之有声的实质性的痰浊和饮液。如咳嗽之吐痰、喘息之痰鸣等，这是由呼吸道分泌的痰液。

2. 无形的痰饮　是指由痰饮引起的特殊疾病和症状，只见其症，不见其形，看不到实质性的痰饮，因无形可征，故称无形之痰饮。其作用于人体，可表现出头晕目眩、心悸气短、恶心呕吐、神昏谵狂等，多以苔腻、脉滑为重要临床特征。

总之，痰饮不仅指从呼吸道咳出来的痰液，更重要的是指痰饮作用机体后所表现出来的症状和疾病。这两方面，前者易于领会而后者却难以理解，但后者比前者更加重要。

痰、饮、水、湿同源而异流，都是由于人体津液的运行、输布、传化失调而形成的一种病理产物，同时又是致病因素。四者皆为阴邪，具有阴的一般性质。湿聚为水，积水成饮，饮凝成痰。其中痰、饮、水三者的区别是：稠浊者为痰，清稀者为饮，更清者为水。

（二）痰饮的形成

痰饮多由外感六淫，或饮食及七情所伤等，使肺、脾、肾、三焦等脏腑气化功能失常，水液代谢障碍，以致水津停滞而成痰饮。因肺、脾、肾与三焦对水液代谢关系密切，如肺主宣降，敷布津液，通调水道，脾主运化水液，肾阳主水液蒸化，三焦为水液运行之道路，故肺、脾、肾及三焦功能失常，均可聚湿而生痰饮。痰饮形成后，饮多留积于肠间、胸胁及肌肤，而痰则随气升降流行，而内达脏腑，外至筋骨皮肉，泛滥横溢，无处不到。此即可因病生痰，又可因痰生病，互为因果，为害甚广，从而形成各种复杂的病理变化。

（三）痰饮的致病特点

1. 阻碍经脉气血运行　痰饮随气流行，机体内外无所不至。若痰饮流注于经络，易使经络阻滞，气血运行不畅，出现肢体麻木、屈伸不利，甚至半身不遂等；若结聚于局部，则形成瘰疬痰核，或形成阴疽流注等。

瘰疬是指发生在颈部的淋巴结核。小者为瘰，大者为疬，以其形状累累如珠故名。痰核是指发生在颈项及四肢等部位的结块，不红不肿，不硬不痛，常以单个出现于皮下，以其肿硬如核大故名痰核。

疽为发于肌肉筋骨间之疮肿。其中漫肿平塌，皮色不变，不热少痛者为阴疽。

流注指毒邪流走不定而变生于较深部组织的一种化脓性疾病。

2. 阻滞气机升降出入　痰饮为水湿所聚，停滞于中，易阻遏气机，使脏腑气机升降失常。例如，肺以清肃下降为顺，痰饮停肺，使肺失宣肃，可出现胸闷、咳嗽、喘促等。胃气宜降则和，痰饮停留于胃，使胃失和降，则出现恶心呕吐等。

3. 影响水液代谢　痰饮本为水液代谢失常的病理产物，其一旦形成之后，便作为一种致病因素反过来作用于机体，进一步影响肺、脾、肾的水液代谢功能。如寒饮阻肺，可致宣降失常，水道不通；痰湿困脾，可致水湿不运；饮停于下，影响肾阳的功能，可致蒸化无力。以上诸因素均影响人体水液的输布和排泄，使水液进一步停聚于体内，导致水液代谢障碍更为严重。

4. 易于蒙蔽神明　痰浊上扰，蒙蔽清阳，则会出现头昏目眩、精神不振；痰迷心窍，或痰火扰心，心神被蒙，则可导致胸闷心悸、神昏谵妄，或引起癫狂痫等疾病。

5. 症状复杂，变幻多端　从发病部位言，饮多见于胸腹四肢，与脾胃关系较为密切。痰之为病，则全身各处均可出现，无处不到，与五脏之病均有关系。其临床表现也十分复杂。一般说来，痰之为病，多表现为胸部痞闷、咳嗽、痰多、恶心呕吐、腹泻、心悸、眩晕、癫狂、皮肤麻木、关节疼痛或肿胀、皮下肿块、苔白滑厚、脉滑等。饮之为害，多表现为咳喘、水肿、疼痛、泻泄等。总之，痰饮在不同的部位表现出不同的症状，变化多端，其临床表现可归纳为咳、喘、悸、眩、呕、满、肿、痛八大症。

（四）常见的痰饮证

由于痰饮所致的病症很多，故有"百病多由痰作祟"的说法。痰饮为病，从广义上讲，包括有形之痰饮和无形之痰饮的多种病证在内。因痰饮所在的部位不同，痰饮病的临床表现也有所不同（表1-13）。

1. 常见的痰证　如痰滞在肺，可见咳喘咯痰；痰迷于心，可见胸闷心悸、神昏谵狂；痰停在胃，可见恶心呕吐、痞满不舒；痰在经络筋骨，可致瘰疬痰核、肢体麻木，或半身不遂，或阴疽流注；痰饮上犯于头，可使眩晕昏冒；痰气凝结咽喉，可致咽中梗阻，如有异物。

2. 常见的饮证 如饮泛肌肤，则成水肿；饮在胸胁，则见胸胁胀痛、咳嗽引痛；饮在膈上，常见咳喘不能平卧；饮在肠间，每致肠鸣辘辘有声、腹满食少。

总之，痰饮病证，"其为物则流动不测，故其为害，上至巅顶，下至涌泉，随气升降，周身内外皆到，五脏六腑俱有"（《杂病源流犀烛》）。痰饮随其病变部位以及寒热虚实性质不同，而各有不同的临床表现，临床辨证只有综合分析各方面的情况才能做出正确的诊断。

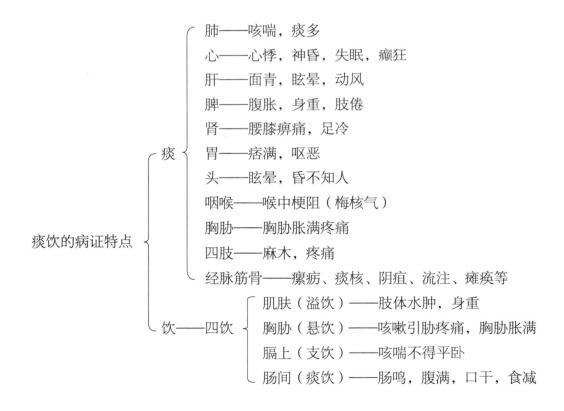

痰饮的病证特点
痰
肺——咳喘，痰多
心——心悸，神昏，失眠，癫狂
肝——面青，眩晕，动风
脾——腹胀，身重，肢倦
肾——腰膝痹痛，足冷
胃——痞满，呕恶
头——眩晕，昏不知人
咽喉——喉中梗阻（梅核气）
胸胁——胸胁胀满疼痛
四肢——麻木，疼痛
经脉筋骨——瘰疬、痰核、阴疽、流注、瘫痪等

饮——四饮
肌肤（溢饮）——肢体水肿，身重
胸胁（悬饮）——咳嗽引胁疼痛，胸胁胀满
膈上（支饮）——咳喘不得平卧
肠间（痰饮）——肠鸣，腹满，口干，食减

二、瘀血

（一）瘀血的概念

瘀，本由淤水积滞的"淤"字转化而来。因它属于病的范围，所以后来改从"疒"部，象征着淤浊之水不能流行畅利。汉代许慎首先提出瘀就是血液停积，不能流通之意，"瘀，积血也"（《说文解字》）。瘀血，又称蓄血、恶血、败血等。

所谓瘀血，是指因血行失度，使机体某一局部的血液凝聚所形成的一种病理产物。这种病理产物一经形成，就成为某些疾病的致病因素，并存在于体内，而瘀血证则是由瘀血而引起的各种病理变化，临床上表现出一系列的症状和体征。

一般认为，因瘀致病的叫"血瘀"，因病致瘀的叫"瘀血"；先瘀后病者为病因，先病后瘀者为病理。这种区别似无重要的意义，故统称为瘀血。

（二）瘀血的形成

1. 外伤　各种外伤，诸如跌打损伤、负重过度等，或外伤肌肤，或内伤脏腑，使血离经脉，停留于体内，不能及时消散或排出体外，或血液运行不畅，从而形成瘀血。

2. 出血　或因出血之后，离经之血未能排出体外而为瘀，所谓"离经之血为血瘀"；或因出血之后，专事止涩，过用寒凉，使离经之血凝，未离经之血郁滞不畅而形成瘀血。

3. 气虚　载气者为血，运血者为气。气旺血行，气虚运血无力，血行迟滞致瘀；或气虚不能统摄血液，血溢脉外而为瘀。此为因虚致瘀。

4. 气滞 气行则血行，气滞血亦滞，气滞必致血瘀。故《沈氏尊生书》有曰："气运于血，血随气以周流，气凝血亦凝矣，气凝在何处，血亦凝在何处。"

5. 血寒 血得温则行，得寒则凝。感受外寒，或阴寒内盛，使血液凝，运行不畅，则成瘀血。

6. 血热 热入营血，血热互结，或使血液黏滞而运行不畅，或热灼脉络，血溢于脏腑组织之间，亦可导致瘀血。

由上可见，寒热伤及血脉均可致瘀。故《医林改错》有曰："血受寒则凝结成块，血受热则煎熬成块。"

7. 情绪和生活失宜 情志内伤，亦可导致血瘀，多因气郁而致血瘀。此外，饮食起居失宜也可导致血瘀而变生百病。故《证治准绳》有曰："饮食起居，一失其宜，皆能使血瘀滞不行。故百病由污血者多。"

综上所述，瘀血的形成主要有两方面，一是气虚、气滞、血寒、血热等内伤因素，二是各种外伤或内出血等外伤因素，两者均可导致瘀血。

（三）瘀血的致病特点

瘀血形成之后，不仅失去正常血液的濡养作用，而且反过来影响全身或局部血液的运行，产生疼痛、出血，经脉瘀塞不通，内脏发生癥积，以及"瘀血不去，新血不生"等不良后果。瘀血的病证虽然繁多，但临床表现的共同特点可概括为以下几点。

1. 疼痛 一般多为刺痛，固定不移，且多有昼轻夜重的特征，病程较长。

2. 肿块 肿块固定不移，可在体表呈青紫或清青黄在体内为癥积，一般较硬或有压痛。

3. 出血　血色紫暗或夹有瘀块。

4. 发绀　面部、口唇、爪甲青紫。

5. 舌质　舌质紫暗（或有瘀点、瘀斑）是瘀血最常见的也是最敏感的指征。

6. 脉象　脉细涩、沉弦或结代。

此外，面色黧黑、肌肤甲错、皮肤紫癜、精神神经症状（善忘、狂躁、昏迷）等也较为多见。

在临床上判断是否有瘀血存在，除掌握上述瘀血特征外，还可以从以下几点分析：①凡有瘀血特征者。②发病有外伤、出血、月经胎产史者。③瘀血征象虽不太明显，但屡治无效，或无瘀血征之前久治不愈者。④根据"初病在经，久病入络""初病在气，久病入血""气滞必血瘀"等理论，疾病久治不愈（除活血化瘀治法外），虽无明显的瘀血也可考虑有瘀血的存在。

（四）常见瘀血病证

瘀血致病相当广泛，其临床表现因瘀阻的部位和形成瘀血的原因不同而异。瘀阻于心，可见心悸、胸闷心痛、口唇指甲青紫；瘀阻于肺，可见胸痛、咳血；瘀阻于胃肠，可见呕血、大便色黑如漆；瘀阻于肝，可见胁痛痞块；瘀血攻心，可致发狂；瘀阻胞宫，可见少腹疼痛、月经不调、经色紫暗成块，或见崩漏；瘀阻肢末，可成脱骨疽；瘀阻肢体肌肤局部，可见局部肿痛青紫。

瘀血病证 ⎰ 心——心悸气短，心胸憋闷或心痛阵作，烦乱不安，发燥发狂
　　　　 ⎱ 肺——胸痛、咳血
　　　　 　 肝——胁痛痞块坚硬
　　　　 　 胃肠——腹刺痛，呕血便血（或黑便）
　　　　 　 胞宫——少腹疼痛，月经不调，痛经，闭经，崩漏
　　　　 ⎱ 肢体各部——局部青紫肿胀，疼痛拒按，功能受限

【文献摘录】

《三因极一病证方论》："人之有痰病饮者，由荣卫不清，气血败浊，凝结而成也。内则七情泊乱，脏气不行，郁而生涎，涎结为饮，为内所因；外有六淫侵冒，玄府不通，当汗不泄，蓄而为饮，为外所因；或饮食过伤，嗜欲无度，叫呼疲极，运动失宜，津液不行，聚为痰饮，属不内外因。三因所成，证状非一，或为喘，或为咳，为呕为泄，晕眩嘈烦，忪悸惧慑，寒热疼痛，肿满挛癖，癃闭痞膈，如疯如癫，未有不由痰饮之所致也。"

《冯氏锦囊秘录》："津液受病，化为痰饮，或吐咯上出，或凝滞胸膈，或留聚肠胃，或流注经络四肢，遍身上下，无处不到。其为病也，为喘咳，恶心呕吐，痞膈壅塞，关格异病，泄泻，眩晕，嘈杂，怔仲，惊悸，癫狂，寒热，痛肿，或胸闷辘辘有声，或背心一点冰冷，或四肢麻痹不仁，百病中多有兼痰者。"

《景岳全书》："痰之与饮，虽曰同类，而实不同也。盖饮为水液之属，凡呕吐清水及胸腹膨满，吞酸嗳腐，渥渥有声等证，此皆水谷之余，停积不行，是即所谓饮也。若痰有不同于饮者，饮清澈而痰稠浊，饮惟停积肠胃，而痰则无处不到。水谷不化而停为饮者，其病全由脾

胃；无处不到而化为痰者，凡五脏之伤皆能致之。"

《医述》引罗赤诚语："凡瘀血之证，今人但知闪挫则有瘀血，不知有因火载血上行，或吐或衄，病者自忍，而蓄滞于中；或因医药寒凉，而冰凝于内；或因忧思过度，而致营血郁滞不行；或因怒伤血逆，上不得越，下不归经，而留积于胸膈之间者，此瘀血之因也。亦有跌扑闪挫，当时不觉，至于气衰之际，不时举发，医见吐血，妄为虚损，反用补药，气得其助，病虽暂缓，气日愈衰，病日愈深，致成窠囊，不治矣。"

【参考文献】

[1] 朱季芳.痰饮病的发病机理及证治 [J].江苏中医，1965（1）：31.

[2] 朱曾柏.论中医痰病学说 [J].辽宁中医杂志，1980（4）：5.

[3] 朱曾柏.论中医痰病学说（续）[J].辽宁中医杂志，1980（5）：4.

[4] 朱曾柏.论中医痰病学说（续）[J].辽宁中医杂志，1980（6）：3.

[5] 吴颂康.痰饮探讨 [J].浙江中医学院学报，1981（2）：11.

[6] 姜春华.活血化瘀研究 [M].上海：上海科学技术出版社，1980.

[7] 秦万章.血瘀和活血化瘀的研究进展及其前景 [J].中医杂志，1980（9）：74.

[8] 秦万章.血瘀和活血化瘀的研究进展及其前景（续）[J].中医杂志，1980（10）：75.

[9] 田德荫.浅述瘀血的病因和诊断 [J].新中医，1982（3）：15.

【复习思考题】

1. 什么叫痰饮? 痰饮是怎样形成的?

2. 痰饮的致病特点是什么?

3. 常见的痰饮病证各有哪些临床表现?

4. 何谓瘀血? 其形成原因如何?

5. 瘀血有何致病特点?

6. 常见的瘀血病证各有何临床表现?

第二章 发 病

第一节　发病的基本概念和发病学的基本观点

一、发病的基本概念

发病的概念：发病与疾病的概念不同，发病是机体处于邪气的侵害与正气的反侵害之间的斗争过程。

人体与外界环境的整体统一和机体内在环境的平衡协调，是人体赖以生存的基础。疾病的发生，就是这种平衡协调遭到破坏的结果。

人体脏腑经络的生理活动处于正常状态时，气血阴阳协调平衡，即所谓"阴平阳秘，精神乃治"。当人体在致病因素的作用下，由于病因的损害超过了机体的调节、适应能力，导致机体内外阴阳平衡失调和生理功能异常，从而发生了疾病。在疾病发生发展过程中，致病因素引起的各种病理性损害与人体正气抗损害的反应相互斗争，贯穿于疾病发展过程的始终，矛盾双方斗争力量的对比决定着疾病发展的方向和结局。因此，发病学的任务就是研究疾病发生和结局的一般规律。

中医发病学把疾病视为人体正常生理功能在某种程度上的破坏，认为疾病的过程就是邪正斗争的过程。在人体的生命活动中，一方面，正气发挥着它维持人体正常生理功能的作用；另一方面，人体也无时无刻不在受着邪气的侵袭，二者不断地发生斗争，也不断地取得平衡和统一，保证了人体的健康。因此，疾病的发生取决于正气和邪气双方势力消长和斗争的结果。中医发病学既强调人体正气在发病上的决定作用，又不排除邪气的重要作用，并且认为邪气在一定条件下也可起决定性的作用。

二、发病学的基本观点

人体与外界环境之间，以及人体内部各脏腑之间的阴阳必须保持相对平衡，才能存在和发展，这种阴平阳秘的关系是维持正常生理的基础，但在致病因素的作用下，人体内外阴阳的平衡协调关系遭到破坏，导致阴阳失调，出现了各种临床症状，便发生了疾病。

疾病的发展变化是复杂的，但总不外乎各种致病因素作用于人体后，破坏了人体正常的生理活动，导致机体阴阳失调。因此，疾病的发生关系到致病的因素（邪气）和机体本身的抗病能力（正气）两个方面。

中医学对疾病的认识，是基于"阴阳失调"和"邪正相争"两大观点的。

（一）阴阳失调观

中医学的发病机制是以阴阳相对平衡的整体观为基础的。在正常情况下，人体内部物质与功能、脏腑结构与功能活动，都是对立的统一的整体。人与自然环境之间也是一个统一的整体，保持着"阴平阳秘"的生理状态。阴阳失调是人体各种矛盾失调的总称。各种致病因素，只有破坏机体的阴阳平衡，导致阴阳偏盛偏衰才能形成疾病。因此，阴阳失调是疾病发生的总根源。

（二）邪正相争观

所谓正气，是指整个机体的组织结构和生理功能，可简单地概括为人体的阴精和阳气，具体言之，就是气、血、津、液、精、神，以及各脏腑组织的功能活动。正气包括人体的调节功能、防御功能以及康复能力。

所谓邪气，是与正气相对而言，主要是指可以破坏人体内外阴阳平衡的各种致病因素。邪气包括内生和外来两部分。其中内生之邪，是由于机体调节失灵或防御功能缺陷所致；外来之邪，多由自然界和社会因素对调节功能的干扰或对防御功能的破坏所造成的。邪气作用于人体后，必然引起人体正气与之相斗争。因此，疾病的过程，在一定意义上说，也就是邪正斗争的过程。人体疾病的变化发展，完全取决于邪正斗争的结果。

第二节 发病学的基本原理

一、邪正斗争与发病

疾病的发生、发展和变化，即是在一定条件下邪正斗争的反映。

（一）正气不足是发病的内在原因

中医发病学很重视人体的正气，认为人体的正气可以决定疾病的发生、发展与转归。从疾病的发生来看，人体内脏功能正常，正气旺盛，气血充盈，卫外固密，病邪就难于侵入，疾病也就无从发生。从人体受邪之后来看，正气不衰者，即使受邪也较轻浅，病情多不深重；正气虚弱者，即使轻微受邪，亦可发生疾病或加重病情。从发病的时间来看，正气不很弱者，不一定立即发病，而只有正气不足时，才能立即发病。总之，只有在人体正气相对虚弱，卫外不固，抗邪无力的情况下，邪气方能乘虚侵入，使人体阴阳失调，脏腑经络功能紊乱，而发生疾病。

疾病一旦发生，疾病的表现形态又与正气强弱有密切关系。一般地说，正气强盛，邪正斗争激烈，多表现为实证；正气虚弱，抗邪无力，多表现为虚证或虚实错杂证。如同为感受风寒之邪而引起的感冒，正气强盛者，则多表现出恶寒发热、头身疼痛、无汗、咳嗽、苔薄白、脉浮紧等风寒束表，卫阳被郁，邪气盛实之象，其证属实；而体质素虚，阳气不足之人，感受风寒时，除见发热恶寒、无汗、头身疼痛等一般表证外，并有形寒肢冷、面白声微、舌淡苔白、脉沉无力等阳虚之象，此为虚实错杂之候。

（二）致病邪气是发病的重要条件

中医重视正气，强调正气在发病中的主导地位，并不排除邪气对疾病发生的重要作用。邪气是发病的条件，在一定的条件下，甚至起主导作用。如高温、高压电流、化学毒剂、枪弹杀伤、毒蛇咬伤等，即使正气强盛，也难免被伤害。又如疫疠在特殊情况下，常常成为疾病发生的决定性因素，因而导致了疾病的大流行。所以中医学提出了"避其毒气"的主动预防措施，以防止传染病的发生和播散。

疾病发生以后，其病理变化与感邪的性质、轻重，以及邪气作用的部位有密切关系。

1. 疾病与感邪性质的关系 一般来说，感受阳邪，易导致阳偏盛而出现热证；感受阴邪，易导致阴偏盛而出现寒证。如火为阳邪，其性炎上，心火炽盛，则现面赤舌疮、心烦失眠、狂躁神昏、疮疡红肿等实热之证；而寒为阴邪，易伤阳气，若寒邪直中，伤及脾胃，则纳运升降失常，出现吐泻清稀、脘腹冷痛、小便色白等寒实之候。

2. 疾病与感邪轻重的关系 邪气是导致疾病发生的重要条件。疾病的轻重，除体质因素外，还取决于感邪的轻重，邪轻则病轻，邪重则病重。例如，同为风邪袭人，因感邪轻重不一，故其病有伤风和伤寒之异。故《岳景全书》有曰："伤风之病，本由外感，但邪甚而深者，遍传经络即为伤寒；邪轻而浅者，止犯皮毛，即为伤风。"

3. 疾病与病邪所中部位的关系 病邪侵犯人体，有在筋骨经脉的，有在脏腑的，病位不同，表现各异。例如，寒邪客于肌表，凝滞经脉，则头身肢节剧痛，或冷厥不仁；寒邪犯肺，则表现为咳嗽、喘促、痰液清稀而白；寒伤脾肾，则温运气化失职，可表现为畏寒肢冷、腰脊冷痛、尿清便溏、水肿腹水等。

二、邪正斗争的胜负决定发病与否

邪正斗争，是指正气与病邪的斗争。这种斗争不仅关系着疾病的发生，而且影响疾病的发展及转归。

（一）正能胜邪则不发病

邪气侵袭人体时，正气即起来抗邪。若正气强盛，抗邪有力，则病邪难于侵入，或侵入后即被正气及时消除，不会出现临床症状。如自然界中常存在着各种各样的致病因素，但不是所有接触的人都发病，不发病者是正能胜邪的结果。

（二）正不胜邪则发病

在邪正斗争过程中，若邪气偏胜，正气相对不足，邪胜正负，脏腑阴阳，气血失调，气机逆乱，便可导致疾病的发生。人体感受邪气以后，因正气强弱的差异、病邪性质的不同、受邪程度的轻重不一和病邪所在部位的浅深，而产生不同的结果。

三、内外环境与发病

人体与自然环境以及人体在环境之间是一个统一的整体。因此，疾病的发生与机体内外环境均有密切关系。外环境，主要指生活、工作环境，包括气候变化、地理特点、环境卫生等。内环境，主要是指人体本身的正气。正气的强弱则与体质和精神状态有关。

（一）外环境与发病

中医学基于天人相应理论认为，人与自然息息相关，人体有适应自然环境的能力。但是，自然气候的异常变化，或生活、工作环境遭受污染以及环境卫生较差等，又常常使人致病。

1. 气候因素　四时气候本是人类赖以生存和生活的必要条件，但是气候的异常或变化急剧，亦能妨碍人体的调节和适应功能，从而影响人体正气而发生疾病。如六淫和疫疠致病，均与气候因素有关。又如春季多风病，夏季多暑病，长夏多湿病，秋季多燥病，冬季多寒病等。此外，不少疾病又具有季节多发性的特征。如风寒湿痹，一般多在气候剧变，尤其是当气温和湿度急剧变化时，如冬季、夏季阴雨连绵之时发病或加剧。疫疠的发生，其季节性更为明显，如痢疫、暑温多流行于夏秋季节等。

2. 地域因素　不同的地理环境，由于自然条件不同，可以引起人体生理功能的改变，常有不同的常见病和多发病。如江南水乡多湿病，北方寒冷咳嗽多，偏僻山区缺少碘而好发瘿瘤等。

3. 生活、工作环境　如工业废气、废物多含有不利人体健康的毒物，若因工作关系经常接触有害物质，则可使人发生中毒。其他如农药的应用、粉尘过多等，均可损害人体的健康。周围环境卫生较差，如蚊蝇孳生，空气、水源或食物等受到污染，也可导致疾病的发生。

（二）内环境与发病

中医学认为，正气虚弱是发生疾病的内在原因，致病因素只是形成疾病的重要条件。人的体质和精神状态与正气的强弱有密切的关系，尤以体质为最。因此，可以说疾病发生的根本原因，在于人体内部的固有矛盾，在于人体的体质状态。

1. 体质与发病　体质不仅是疾病发生的内在原因，而且也是决定整个疾病发展过程的重要因素之一。

所谓"体质是人群中的个体在其生长发育过程中形成的代谢、功能与结构上的特殊性。这种特殊性往往决定着他对某种致病因子的易感性及其所产生的病变类型的倾向性"（《中医病理研究》）。

体质在发病学上的意义如下。

其一，体质的特殊性决定机体对致病因素或者某些疾病的易感性。如肥人多痰湿，善病中风；瘦人多火，易得痨嗽；老年人肾气虚衰，多病痰饮咳嗽；癫狂、哮证，多有家族史等。由于脏腑组织有坚脆刚柔之别，故不同体质对病邪的反应及发病情况也不一致。所以《医理辑要》有曰："易风为病者，表气素虚；易寒为病者，阳气素弱；易热为病者，阴气素衰；易伤食者，脾胃必亏；易劳伤者，中气必损。"

其二，体质又决定疾病的发展过程。虽然感受同样的致病因素，由于体质的差异，其病情发展过程也不一样。如同为感冒，因体质不一，其临床类型就有风寒、风热之分，风寒感冒又有表实与表虚之异。故《医宗金鉴》有曰："人感受邪气虽一，或因其形藏不同，或从寒化，或从热化，或从虚化，或从实化，故多端不齐也。"

体质与先天禀赋、营养与煅炼、生活环境等有关。

体质与先天禀赋：《灵枢·寿夭刚柔》云："人之生也，有刚有柔，有弱有强，有短有长，有阴有阳。"刚柔是性格上的差异，强弱短长是体格上的差异，阴阳是指机体反应性上的差异，当然也可以概括全部属性上的个体差异。这种差异会影响人体正气的强弱。一般来说，禀赋充实的，体质多壮实；禀赋不足的，体质多虚弱。至于某些遗传性疾病，更是明显与禀赋有关了。

体质与营养、锻炼：饮食和锻炼是影响体质的重要因素。合理的饮食及从事体育锻炼和体力劳动，可使人体气血运行畅通，体质健壮。但是，如果饮食营养失调，缺乏必要的体育锻炼或劳动，会使人体气血虚弱，健康欠佳，正气减弱，抗邪无力，容易受邪而发病。

体质与生活环境：生活环境和习惯对人体也有很大影响。不良的生活习惯，如生活无规律、饮食偏嗜、作息无常，以及个人和环境卫生不佳等，都会损害人体健康，使机体正气减弱。

总之，体质与正气有密切的关系。一般来说，体质壮实，脏腑功能活动旺盛，精、气、血、津液充足，则正气旺盛，抗病能力强；若体质虚弱，脏腑功能减退，精、气、血、津液不足，则正气虚弱，抗病能力弱，易于发病。

2. 精神状态与发病　精神状态对正气的影响更为重要。俗语"欲得百年无病者，莫教一息有愁容"，实为精神状态受情志因素影响的经验之谈。情志舒畅，精神愉快，气机畅通，气血调和，脏腑功能协调，则正气旺盛，邪气难于入侵；若情志不畅，精神异常，气机逆乱，阴阳气血失调，脏腑功能异常，则正气减弱而易于发病。

综上所述，中医发病学认为疾病的发生关系到正气和邪气两个方面，正气不足是发病的内在因素，邪气是导致发病的重要条件。体质和精神状态影响着正气的强弱。体质壮实，情志舒畅，则正气充足，抗病能力强，邪气难于入侵，即使受邪，病邪易被祛除，也难以发展。若体质虚弱，情志不畅，则正气减弱，抗病能力衰退，邪气则易于入侵而发病。中医学这种既强调正气的决定作用，又重视邪气作用的发病学观点，对于如何做好预防和治疗都有积极的作用。

【文献摘录】

《医学真传》:"人身本无病也,凡有所病,皆自取之。或耗其精,或劳其神,或夺其气,种种皆致病之由。惟五脏充足,六腑调和,经脉强盛,虽有所伤,亦不为病。若脏腑经脉原有不足,又不知持重调摄,而放纵无常,焉得无病?脏气不足,病在脏;腑气不足,病在腑;经脉不足,病在经脉。阴血虚而不为阳气之守,则阳病;阳气虚而不为阴血之使,则阴病。且正气内虚,而淫邪猖厥,则六淫为病。是病皆从内生,岂由外至?"

《医论三十篇》:"病之中人,乘乎气虚而入。果能毋摇汝精,毋劳汝形,炼精归气,炼气归神,虽有大风苛毒,弗之能害。若风寒感人,由皮毛而入;瘟疫感人,由口鼻而入。总由正气适逢亏欠,邪气方能干犯。不过真气素足,而外感甚重,必先驱逐外邪,不留余孽。"

《王氏医存》:"五方水土、饮食,各能移人肠胃。凡故土生长,则习与性成;若久客他方,水土不同,肠胃岂无少改?特改而致病者:在东南方,常是温热、痰燥;在西北方,常是寒泻、疼麻。亦有水土性烈者,偏生异病。"

【参考文献】

[1] 郭亚营. 对"邪之所凑,其气必虚"的一点体会 [J]. 福建中医药,1961(4):156.

[2] 谭起一. 论体质与发病 [J]. 江西医药,1962(6):16.

[3] 匡调元. 中医病理研究 [M]. 上海:上海科学技术出版社,1982:64.

【复习思考题】

1.什么叫正气？什么叫邪气？它们在发病学上的意义如何？

2.疾病是怎样发生的？为什么说人体的内在因素是疾病发生发展和变化的根据？

3.中医发病学的基本原理和基本特点是什么？

4.什么叫体质？体质在发病学上有何意义？

第三章　病　机

第一节　病机的基本概念

病机的概念：病机就是疾病发生、发展与变化的机理，又称"病理""病理机转""病变机理"。

中医学认为，疾病的发生、发展和变化，与患病机体的体质强弱和致病邪气的性质密切相关。病邪作用于人体，人体正气奋起而抗邪，引起了正邪相争。其斗争的结果，邪气对人体的损害居于主导地位，破坏了人体阴阳的相对平衡，或使脏腑气机升降失常，或使气血功能紊乱，并进而影响了全身脏腑组织器官的生理活动，从而产生了一系列的病理变化。因此，病机学的任务，旨在阐明这些病理变化的发生、发展规律，揭示其本质，并为临床诊断服务。其主要内容包括基本病机、外感热病病机、内生五邪病机、脏腑经络病机等。

中医病理学是根据以五脏为中心的藏象学说，把局部病变同机体全身状况联系起来，从人体内部脏腑经络之间的相互联系和制约关系来探讨疾病的发展和传变，从而形成了注重整体联系的病理观。如肝火上炎可出现头痛、目赤肿痛等症状，从表面看来，似乎是一些各不相关的局部症状，但是，通过脏腑经络表里相关的理论，就可把这些症状与肝胆联系起来了。

整体和局部是对立统一的。凡疾病都是全身和局部综合的病理表现，不存在单纯的局部病变，也不存在没有局部病变的全身性疾病。实际上，局部病变可以影响全身，全身的病变也可以通过局部反映出来。中医学就是立足于整体的病理观来认识疾病的。

中医病理学认为，人体脏腑之间，不仅在生理上而且在病理上均存在着相互联系和相互制约的关系。正常的生理活动形式与脏腑功能相关，疾病作为机体功能平衡的破坏所表现出来的各种病理现象亦与脏腑功能相关。因此，中医学总是把疾病形态与脏腑功能统一起来来认识疾病。正如《素问·玉机真脏论》所言："五脏相通，移皆有次。五脏有病，则各传其所胜。"疾病发生时，各脏腑是按一定规律制约的。如"见肝之病，知肝传脾"(《金匮要略》)，这是说肝有病必传之于脾，因木能克土之故。中医学用五行生克乘侮理论来解释脏腑之间病理上的相互影响以及疾病的传变规律。当然，疾病的发展传变也有不以次相传的特殊情况，如溺水猝死是不可预测的意外情况，不能机械地按照次以相传的模式制订诊疗计划。故《素问·玉机真脏论》有曰："其卒发者，不必治于传，或其传化有不以次……譬如堕溺，不可为期。"中医学在疾病发展和传变上，既看到了"五脏相通，移皆有次"的一般规律，又指出了疾病"或其传化有不以次"的特殊情况，把矛盾的普遍性和特殊性统一起来。

总之，中医的病机学说，不仅坚持了唯物主义的病因观，而且还通过阴阳五行学说、藏象学说等把人体同外界环境，以及人体内部各脏腑经络的相互联系、相互制约关系结合起来。中医的病机学说强调了正气在发病过程中的决定作用，把疾病看成是人体内外环境邪正斗争的表现，是人体阴阳相对平衡状态受到破坏的结果，既注意到病变局部与整体的联系，又注意到疾病的发展和传变，既看到疾病传变的一般规律，又看到疾病突变的特殊情况，从整体联系和运动变化的观点来认识疾病的发生、发展和变化过程。

第二节　基本病机

中医学认为，疾病的发生、发展变化，与患病机体的体质强弱和致病邪气的性质有密切关系。体质不同，病邪各异，可以产生全身或局部的多种多样的病理变化。因此，尽管疾病的种类繁多，临床征象错综复杂、千变万化，各种疾病、各个症状都有其各自病机，但从总体来说，总不外乎邪正盛衰、阴阳失调、气血失调、气机紊乱等病机变化的一般规律。

一、邪正盛衰

邪正盛衰，是指在疾病过程中，机体的抗病能力与致病邪气之间相互斗争中所发生的盛衰变化。这种斗争，不仅关系着疾病的发生，而且直接影响着疾病的发展和转归，同时也影响着病证的虚实变化。所以，从一定意义上来说，许多疾病的过程也就是邪正斗争及其盛衰变化的过程。

（一）邪正盛衰与虚实变化

在疾病的发展变化过程中，正气和邪气这两种力量不是固定不变的，而是正邪双方在其斗争的过程中，在力量对比上发生着消长盛衰的变化。一般地说，正气增长而旺盛，则必然促使邪气消退；反之，邪气增长而亢盛，则必然会损耗正气。随着体内邪正的消长盛衰，从而形成了病证的虚实变化。

虚与实，体现了人体正气与病邪相互对抗消长运动形式的变化，"邪气盛则实，精气（正气）夺则虚"。致病因素作用于人体之后，在疾病发展过程中，邪正是互为消长的。正胜则邪退，邪胜则正衰，随着邪正的消长，疾病就反映出两种不同的本质，即虚与实的变化。

1. 虚实的基本病理　虚与实是相对的而不是绝对的。

（1）实：所谓实，是指以邪气盛为主要矛盾的一种病理反应。发病后，邪气亢盛，正气不太虚，尚足以同邪气相抗衡，临床表现为亢盛有余的实证。实证必有外感六淫或痰饮、食积、瘀血等病邪留滞不解的特殊表现，一般多见于疾病的初期或中期，病程较短。如外感热病进入热盛期阶段，出现了大热、大汗、大渴、脉洪大"四大"症状，或潮热、谵语、狂躁、腹胀满坚硬而拒按、大便秘结、手足微汗出、舌苔黄燥、脉沉数有力等症状，前者称"阳明经证"，后者称"阳明腑证"。就邪正关系说来，它们皆属实，就疾病性质说来，它们均属热，故称实热证。此时，邪气虽盛，但正气未大伤，还能奋起与邪气斗争，邪正激烈斗争的结局，以实热证的形式表现出来。因痰、食、水、血等滞留于人体内而引起的痰涎壅盛、食积不化、水湿泛滥、瘀血内阻等病变，亦属于实证。

（2）虚：所谓虚，是指正气不足，以抗病能力减弱为主要矛盾的一种病理反应。或体质素虚，或疾病后期，或大病久病之后，气血不足，伤阴损阳，导致正气虚弱，正气对病邪虽然还在抗争，但力量已经显示出严重不足，难以出现较剧烈的病理反应，所以临床上表现出一系列虚损不足的证候。虚证必有脏腑功能衰退的特殊表现，一般多见于疾病后期和慢性疾病过程中，病程也比较长。如大病、久病消耗精气，或大汗、吐利、大出血等耗伤人体气血津液、阴阳，均会导致正气虚弱，出现神疲体倦、面容憔悴、心悸气短、自汗、盗汗、或五心烦热，或畏寒肢冷，脉虚无力等正虚的临床表现。如崩漏，由于大量出血，其症状除了出血之外，同时伴有面色苍白或萎黄、神疲乏力、心悸、气短、舌淡、脉细等，称作"脾不统血"。就邪正关系而言，其机体本身心脾生理功能低下，既有脾虚之证，又有心血不足之候，属虚证。

2. 虚实的病理错杂　在疾病过程中，邪正的消长盛衰，不仅可以产生单纯的虚或实的病理变化，而且由于疾病失治，或治疗不当，以致病邪反留，损伤了人体的正气，或因正气本虚，无力驱邪外出，而致水湿、痰饮、瘀血等病理产物凝结阻滞，往往可以形成虚实同时存在的虚中夹实、实中夹虚等虚实错杂的病理变化。

（1）虚中夹实：是指疾病的病理变化以虚为主，又兼夹实的改变，谓之虚中夹实，如脾阳不振之水肿即属此类。脾阳不振，运化无权，则纳减腹胀、大便溏薄；气无华色，阳不温煦，则面色萎黄、神倦肢冷等。此皆为虚候。唯中阳不足，脾失健运，气不化水，水湿停聚，泛滥肌肤发为浮肿，因有水湿之邪滞留于内，故称为实。上述病理变化以虚为主，实居其次。

（2）实中夹虚：此系以实为主，兼见虚候的一种病理反应。如外感热病在发展过程中，常见实热伤津之象，即因邪热炽盛而见高热、汗出、便秘、舌红、脉数之实象，又兼口渴、尿短赤等邪热伤津之征。病本为实为热，津伤源于实热，而属于虚，故此为实中夹虚。

分析虚实错杂的病机，应根据邪正之孰缓孰急、虚实之孰多孰少来确定虚实之主次。

3. 虚实的病理转化　疾病发生后，邪正双方斗争力量的对比经常发生变化，因而疾病之虚实也常常发生或实证转虚或因虚致实的病理转化。

（1）由实转虚：疾病在发展过程中，邪气盛，正气不衰，由于误治、失治，病情迁延日久，虽然邪气渐去，但是人体的正气、脏腑的生理功能也受到损伤，因而疾病的病理由实转虚。例如，外感性疾患，疾病初期多属于实，如表寒证或表热证等，由于治疗不及时或治疗不当，护理失宜，或年高体弱，抗病能力较差，从而病情迁延不愈，正气日损，可逐渐形成肌肉消瘦、纳呆食少、面色不华、气短乏力等肺脾功能衰减之虚象，这是由实转虚。

（2）因虚致实：所谓因虚致实，是由于正气本虚，脏腑生理功能低下，导致气、血、水等不能正常运行，产生了气滞、血瘀、痰饮、水湿等实邪停留体内之害。因此，虽然邪实明显，但正气亦不足，脏腑亦衰，故谓之因虚致实。如肾阳虚衰，不能主水，而形成的阳虚水停之候，既有腰酸腿软、面色晦暗、畏寒肢冷等肾脏温化功能减退的虚象，又有水液停留于内以及下肢肿甚，或腹水等一派邪实之象。这种水湿泛滥乃由肾阳不足，气化失常所致，故称为因虚致实。实际上，因虚致实是正气不足，邪气亢盛的一种虚实错杂的病理反应。

4. 虚实的病理真假　病机的或实或虚，在临床上均有一定的征象可循。但必须指出，临床上的征象仅仅是疾病的现象，在一般情况下，即现象和本质相一致的情况下，可以反映病机的虚或实；但在特殊情况下，即疾病的现象与本质不完全一致的时候，在临床上往往会出现与疾病本质不符的许多假象，因而有"至虚有盛候"的真虚假实和"大实有羸状"的真实假虚的病理变化。虽然假象也是由疾病本质所决定的，是疾病本质的表现，但它并不像真象那样更直接地反映疾病的本质，往往会把疾病的本质掩盖起来。因此，我们要详细地占有临床资料，全面地分析疾病的现象，从而揭示出病机的真正本质。

（1）真虚假实（至虚有盛候）：系指虚是疾病的本质，而实则是表面现象，是假象。如正气虚弱的人，因脏腑虚衰，气血不足，运化无力，有时反而出现类似"实"的表现，既可以见到纳食少、疲乏无力、舌胖嫩苔润、脉虚无力等正气虚弱的表现，同时又可见到腹满、腹胀、腹痛等一些类似"实"的症状。但其腹虽满，却有时减轻，不似实证之腹满持续不减或减不足言；腹虽胀，但有时和缓，不若实证之常急不缓；腹虽痛，但喜按，与实证之腹痛拒按不同。所以其病机的本质为虚，实为假象，即真虚假实，所谓"至虚之病，反见盛候"（《景岳全书》）。

（2）真实假虚（大实有羸状）：其病机本质为实，而虚则是表面现象，为假象。如热结肠胃、痰食壅滞、湿热内蕴、大积大聚等，使经络阻滞，气血不能畅达，反而出现一些类似虚的假象。如热结肠胃，里热炽盛之患者，既可见到大便秘结、腹满硬痛拒按、潮热谵语、舌苔黄燥等实证的表现，有时又可出现精神萎靡、不欲多言但语声高亢气粗，肢体倦怠但稍动则舒适，大便下利但得泄而反快，故病变的本质是实而不是虚，即所谓"大实之病，反见羸状"（景岳全书）。

总之，在疾病的发生和发展过程中，病机的虚和实都只是相对的而不是绝对的。由实转虚、因虚致实和虚实夹杂，常常是疾病发展过程中的必然趋势。因此，在临床上不能以静止的、绝对的观点来对待虚和实的病机变化，而应以运动的、相对的观点来分析虚和实的病机。

（二）邪正盛衰与疾病转归

在疾病的发展过程中，邪正的盛衰不仅关系到虚实的病理变化，而且也关系到疾病的转归。疾病的转归，实质上取决于邪正的消长盛衰。

正胜邪退，则疾病趋向于好转和痊愈；邪胜正衰，则疾病趋向于恶化，甚则导致死亡。

1. 正胜邪退 正胜邪退，是在邪正消长盛衰发展过程中，疾病向好转和痊愈方面转归的一种结局，这也是许多疾病最常见的一种转归。这是由于患者的正气比较充盛，抗御病邪的能力较强，则邪气难以进一步发展，进而促使病邪对机体的作用消失或终止，人体的脏腑、经络等组织的病理性损害逐渐得到修复，精、气、血、津液等的耗伤也逐渐得到恢复，机体的阴阳两个方面在新的基础上又获得了新的相对平衡，疾病即告痊愈。例如，由六淫所致的外感疾病，邪气从皮毛或口鼻侵入人体，若机体正气不虚，抗御病邪的能力较强，则不仅能延缓病情的进一步发展，使病变局限在肌表或经络，而且可以驱邪外出，一经发汗解表，则邪去而营卫和调，疾病痊愈。

2. 邪胜正衰 邪胜正衰，是在邪正消长盛衰发展过程中，疾病向恶化甚至死亡方面转归的一种结局。这是由于机体的正气虚弱，或由于邪气的炽盛，机体抗御病邪的能力日趋低下，不能制止邪气的致病作用及其进一步的发展，机体受到的病理性损害日趋严重，病情因而趋向恶化和加剧。若正气衰竭，邪气独盛，气血、脏腑、经络等生理功能衰惫。阴阳离决，则机体的生命活动宣告终止而死亡。例如，在外感热病过程中，"亡阴""亡阳"等证候的出现，即是正不敌邪，邪胜正衰的典型表现。

此外，在邪正消长盛衰的过程中，若邪正双方的力量对比势均力敌，出现邪正相持或正虚邪恋、邪去正气不复等情况，则常常是许多疾病由急性转为慢性，或留下某些后遗症，或慢性病持久不愈的主要原因之一。

二、阴阳失调

阴阳失调，是机体阴阳消长失去平衡的概称，是指机体在疾病过程中，由于致病因素的作用，机体阴阳消长失去相对的平衡所出现的阴不制阳、阳不制阴的病理变化；同时，它又是脏腑、经络、气血、营卫等相互关系失调，以及表里出入、上下升降等气机运动失常的概括。由于六淫、七情、饮食、劳倦等各种致病因素作用于人体，也必须通过使机体内部的阴阳失调才能形成疾病，所以，阴阳失调又是疾病发生、发展的内在根据。

阴与阳两者之间相互制约、相互转化，既对立又统一，维持着动态的平衡，这是人体进行正常生命活动的基本条件。因而，在中医学的病机理论中，阴阳的消长失去协调平衡是对人体各种功能性和器质性病变的高度概括。

阴阳失调的病理变化甚为复杂，但其主要表现不外乎阴阳盛衰、阴阳互损、阴阳格拒、阴阳转化，以及阴阳亡失等几个方面。其中阴阳偏盛偏衰则是各种疾病最基本的病理变化，这种变化通过疾病的寒热表现出来。

（一）阴阳盛衰

阴阳盛衰，是阴和阳的偏盛或偏衰，而表现为或寒或热、或实或虚的病理变化。其表现形式有阳盛、阴盛、阳虚、阴虚四种。

1. 阴阳偏盛　阴或阳均偏盛，主要是指"邪气盛则实"的实证。阳邪侵入人体，可形成阳偏盛；阴邪侵入人体，可形成阴偏盛。"阳盛则热，阴盛则寒"（《素问·阴阳应象大论》）则是阳偏盛和阴偏盛病机的临床表现特点。

阴和阳是相互制约的，阳长则阴消，阴长则阳消，阳偏盛必然会制阴而导致阴偏衰；阴偏盛也必然会制阳而导致阳偏衰。所以，"阳盛则阴病""阴盛则阳病"是阳偏盛或阴偏盛等病理变化的必然发展趋势。

　　（1）阳盛则热：阳盛是指机体在疾病的发展过程中，所出现的一种阳气偏亢，脏腑经络功能亢进，热量过剩的病理反应。阳盛多是由于感受温热阳邪，或感受阴邪而从阳化热，或七情内伤、五志过极而化火，或因气滞、血瘀、痰浊、食积等郁而化热化火所致。

　　其病机特点多表现为阳盛而阴未虚的实热证。阳气偏盛而产生热性病变，出现发热、烦躁、舌红苔黄、脉数等。由于阳的一方偏盛，常会导致阴的一方相对偏衰，所以临床上除出现上述表现外，同时还会出现口渴、小便短赤、大便干燥等阳盛伤阴，阴液不足的症状，故称"阳盛则阴病"，但其矛盾的主要方面还在于阳盛。

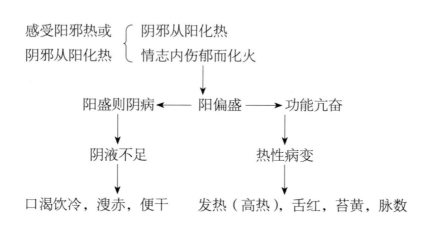

　　但需指出，"阳盛则阴病"，即阳盛则阴虚，在病机上必须区分阴是相对不足还是绝对虚亢。邪客于阳而致阳盛，此时由于阴是相对不足，从而出现实热证。如果由于阳盛而耗伤机体的阴液，此时阴由相对的不足转而成为绝对的虚损，这就从实热证转化为实热兼阴亏证或阴虚内热证。

（2）阴盛则寒：阴盛，是指机体在疾病过程中所出现的一种阴气偏盛，功能发生障碍或减退，产热不足，以及病理性代谢产物积聚的病理状态。阴盛多由感受寒湿阴邪，或过食生冷，寒滞中阳，阳不制阴而致阴寒内盛引起。

一般地说，其病机特点多表现为阴盛而阳未虚的实寒证。阴偏胜而产生的寒性病变，表现为形寒、肢冷、喜暖、口淡不渴、苔白、脉迟等。由于阴的一方偏盛，常常耗伤阳气，会导致阳的一方偏衰，而现恶寒、脘腹疼痛、溲清便溏等。这种阳气偏衰的表现是由于阴盛所引起的，所以又称"阴胜则阳病"。

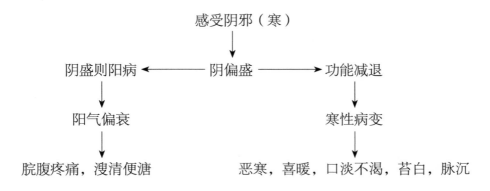

"阴胜则阳病"，即阴盛则阳虚，从病机理论来说，虽然也可分为阳的相对不足和绝对的虚损，但是由于阳主动而易耗散，而且阴寒内盛多因素体阳虚，阳不制阴所致，所以实际上在阴偏胜时，多同时伴有程度不同的阳气不足，难以明确区分阳的相对不足和绝对的损伤。

2. 阴阳偏衰 阴阳偏衰，是人体阴精或阳气亏虚所引起的病理变化。阳气亏虚，阳不制阴，使阴相对偏亢，形成"阳虚则寒"的虚寒证。反之，阴精亏损，精血、津液不足，阴不制阳，使阳相对偏亢，从而形成"阴虚则热"的虚热证。

（1）阳虚则寒：阳虚，是指机体阳气虚损，功能减退或衰弱，热量不足的病理状态。形成阳偏衰的主要原因，多为先天禀赋不足，或后天饮食失养，或劳倦内伤，或久病损伤阳气。一般地说，其病机特点多表现为机体阳气不足，阳不制阴，从而造成阴相对亢盛的虚寒证。

阳气不足，一般以脾肾之阳虚为主。因为肾阳为诸阳之本，所以肾阳虚衰（命门之火不足）在阳偏衰的病机中占有极其重要的地位。由于阳气虚衰，不能制阴，阳气的温煦功能减弱，经络、脏腑等组织器官的某些功能活动也因之而减退，血和津液的运行迟缓，水液不化而阴寒内盛，这就是阳虚则寒的主要机理。阳虚则寒，虽也可见到面色㿠白、畏寒肢冷、舌淡、脉迟等寒象，但还有喜静蜷卧、小便清长、下利清谷等虚象。所以，阳虚则寒与阴胜则寒，不仅在病机上有区别，而且在临床表现方面也有不同，前者是虚而有寒，后者则以寒为主，虚象不明显。

如脾肾阳虚之水肿，在疾病的发展过程中，有时出现形寒肢冷、腰膝酸软、腹胀便溏、水肿等症状，这是因为脾肾阳气不足而引起阴气相对偏盛的寒性症状。这种寒不是由于阴盛而是因为阳虚，所以称为"虚寒"。

（2）阴虚则热：阴虚，是指机体精血、津液等物质亏耗，以及阴不制阳，导致阳相对亢盛，功能虚性亢奋的病理状态。形成阴偏衰的主要原因，多为阳邪伤阴或五志过极，化火伤阴；或为久病耗伤阴液。一般地说，其病机特点多表现为阴液不足及滋养、濡养功能减退，以及阳气相对偏盛的虚热证。

阴虚之证，五脏俱有，但一般以肝肾为主，其他三脏之阴虚久延不愈，最终多累及肝肾。五者之间，亦多夹杂并见，临床上以肺肾阴虚、肝肾阴虚为多见。因为肾阴为诸阴之本，所以，肾阴不足在阴偏衰的病机中占有极其重要的地位。由于阴液不足，不能制约阳气，从而形成阴虚内热、阴虚火旺和阴虚阳亢等多种表现。如五心烦热、骨蒸潮热、面红、消瘦、盗汗、咽干口燥、舌红少苔、脉细数无力等，即是"阴虚则热"的表现。阴虚则热与阳胜则热的病机不同，其临床表现也有所区别：前者是虚而有热；后者是以热为主，虚象并不明显。如肺痨，除可见干咳、咯血、咽燥等肺阴亏耗，清肃失司的症状外，还会出现午后低热、盗汗、颧红、舌红少津、脉细数等阴虚内热的表现，上述热象是阴虚所致，所以称"虚热"。

（二）阴阳互损

阴阳互损，是指在阴或阳任何一方虚损的前提下，病变发展影响到相对的一方，形成阴阳两虚的病机。其中，在阴虚的基础上，继而导致阳虚，称为阴损及阳；在阳虚的基础上，继而导致阴虚，称为阳损及阴。由于肾藏精气，内寓真阴真阳，为全身阳气阴液之根本，因此，无论是阴虚还是阳虚，多在损及肾脏阴阳及肾本身阴阳失调的情况下，才易于发生阳损及阴或阴损及阳的阴阳互损的病理变化。

1. 阴损及阳　阴损及阳，系指由于阴液亏损，累及阳气，使阳气生化不足或无所依附而耗散，从而在阴虚的基础上又导致了阳虚，形成了以阴虚为主的阴阳两虚的病理状态。例如，临床常见的遗精、盗汗、失血等慢性消耗性病证严重耗伤了人体的阴精，因而化生阳气的物质基础不足，发展到一定阶段就会出现自汗、畏冷，下利清谷等阳虚之候。这是由阴虚而导致阳虚，病理上称为"阴损及阳"。

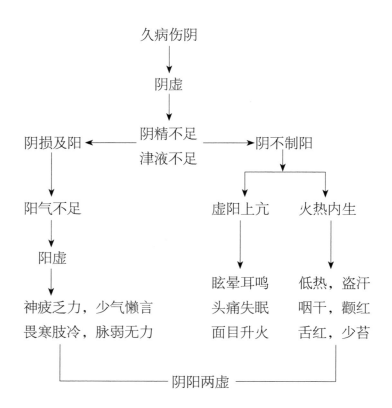

2. 阳损及阴　阳损及阴，系指由于阳气虚损，无阳则阴无以生，累及阴液的化生不足，从而在阳虚的基础上又导致了阴虚，形成了以阳虚为主的阴阳两虚的病理状态。例如，临床上常见的水肿一证，其主要为阳气不足，气化失司，水液代谢障碍，津液停聚而水湿内生，溢于肌肤所致。但其病变发展，则又可因阴无阳生而日益亏耗，可见日益消瘦、烦躁升火，甚则瘛疭等阴虚症状，演变为阳损及阴的阴阳两虚证。这是由阳虚而导致阴虚，病理上称为"阳损及阴"。

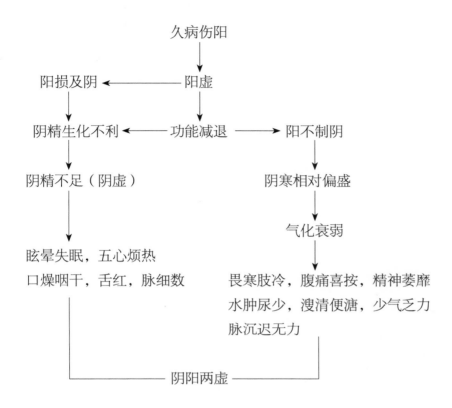

实际上，由阴或阳的一方不足导致另一方虚损，终究会导致阴阳两虚，只是轻重不同而已。这在脏腑、气血病变化中是屡见不鲜的。因为肾阴为全身阴液之本，肾阳为全身阳气之根，故阳损及阴，阴损及阳，最终总是以肾阴、肾阳亏虚为主要病变。

（三）阴阳格拒

阴阳格拒，是阴阳失调中比较特殊的一类病机，包括阴盛格阳和阳盛格阴两方面形成阴阳相互格拒的机理。其主要是由于某些原因引起阴或阳的一方偏盛至极，而壅遏于内，将另一方排斥格拒于外，迫使阴阳之间不相维系，从而出现真寒假热或真热假寒等复杂的病理现象。

1. 阴盛格阳（真寒假热）　阴盛格阳，是指阴寒过盛，把阳气格拒于外，出现内真寒、外假热的一种病理变化。如虚寒性疾病发展到严重阶段，其证除有阴寒过盛之四肢厥逆、下利清谷、脉微欲绝等症状外，还见身反不恶寒（但欲盖衣被）、面颊泛红等假热之象。身反不恶寒、面颊泛红似乎热盛之征，但与四肢厥逆、下利清谷、脉微欲绝并见，知非真热，而是假热。

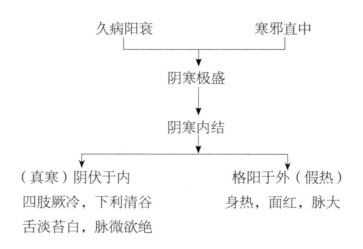

阴盛格阳，又有格阳和戴阳之分。格阳是内真寒而外假热，阴盛格阳于体表（身反不恶寒）；戴阳是下真寒而上假热，阴盛格阳于头面（面赤如妆）。格阳和戴阳均属真寒假热证，其病机同为阴阳格拒。实际上，疾病发展到阴阳格拒的严重阶段，格阳证和戴阳证常常同时出现，只是名称不同而已。

2. 阳盛格阴（真热假寒） 阳盛格阴，是指热极似寒的一种病理变化，是由于热极邪气深伏于里，阳气被遏，闭郁于内，不能透达于外所致。其病的本质属热，而临床症状却有某些假寒之象，故又称真热假寒。如热性病发展到极期（如阳明经证——白虎汤证，阳明腑证——承气汤证，以及暑厥病等），即有阳热极盛之心胸烦热、胸腹扪之灼热、口干舌燥、舌红等症状，又有阳极似阴的四肢厥冷或微畏寒等。热势愈深，四肢厥冷愈甚，所以又有"热深厥亦深"之说。这里的四肢厥冷是假象，系阳盛于内，格阴于外所致。

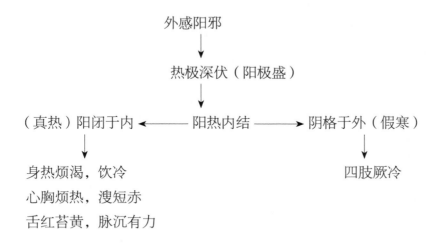

（四）阴阳转化

在疾病的发展过程中，阴阳失调还可表现为阴阳的相互转化。

1. 由阳转阴 当疾病的性质本为阳气偏盛，但阳气亢盛到一定程度时，在一定的条件下，就会向阴的方向转化。如某些急性外感性疾病，初期可以见到高热、口渴、胸痛、咳嗽、舌红、苔黄等一系列热邪亢盛的表现，属于阳证；由于治疗不当或邪毒太盛等原因，可突然出现体温下降、四肢厥逆、冷汗淋漓、脉微欲绝等阴寒危象。此时，疾病的本质即由阳转化为阴，疾病的性质由热转化为寒，病理上称为"重阳必阴"。"重阳必阴"与"阳证似阴"不同，前者的"阳"和"阴"皆为真，后者的"阳"为真而"阴"为假。

2. 由阴转阳 当疾病的本质为阴气偏盛，但阴气亢盛到一定程度时，在一定的条件下，就会向阳的方向转化。如感冒初期，可以出现恶寒重发热轻、头身疼痛、骨节疼痛、鼻塞流涕、无汗、咳嗽、苔薄白、脉浮紧等风寒束表之象，属于阴证；如治疗失误，或因体质等因素，可以发展为高热、汗出、心烦、口渴、舌红、苔黄、脉数等阳亢盛之候。此时，疾病的本质即由阴转化为阳，疾病的性质则由寒转化为热，病理上称为"重阴必阳"。"重阳必阴"与"阴证似阳"有本质的区别，前者的"阳"和"阴"皆为真，后者的"阴"为真而"阳"为假。

（五）阴阳亡失

阴阳的亡失，包括亡阴和亡阳两类，是指机体的阴液或阳气突然大量地亡失，导致生命垂危的一种病理状态。

1. **亡阳**　是指机体的阳气发生突然脱失，而致全身功能突然严重衰竭的一种病理状态。一般地说，亡阳多由于邪盛，正不敌邪，阳气突然脱失所致，也可由于素体阳虚、正气不足、疲劳过度等多种原因，或过用汗法，汗出过多，阳随阴泄，阳气外脱所致。慢性消耗性疾病的亡阳，多由于阳气的严重耗散而虚阳外越所致。其临床表现多见大汗淋漓，肌肤、手足逆冷，精神疲惫，神情淡漠，甚则昏迷，脉微欲绝等一派阳气欲脱之象。

由于阳气、阴精具有依存互根之关系，亡阳则阴精无以化生而耗竭。所以，亡阳之后，继之往往出现阴竭之变，阳亡阴竭，生命亦宣告终结。

2. **亡阴**　是指由于机体阴液发生突然性的大量消耗或丢失，而致全身功能严重衰竭的一种病理状态。一般地说，亡阴多由于热邪炽盛，或邪热久留，煎灼液所致，也可由于其他因素大量耗损阴液而成。其临床表现多见汗出不止，汗热而黏，四肢温和，渴喜冷饮，身体干瘪，皮肤皱折，眼眶深陷，精神烦躁或昏迷谵妄，脉细数无力，或洪大按之无力。同样，由于阴液与阳气的依存互根关系，阴液亡失，则阳气无所依附而涣散不收，浮越于外，故亡阴可迅速导致亡阳。阴竭则阳脱，阴阳不相维系而衰竭，生命也随之终结。

亡阴和亡阳，在病机和临床征象等方面虽然有所不同，但由于机体的阴和阳存在着互根互用的关系，阴亡则阳无所依附而散越，阳亡则阴无以化生而耗竭。故亡阴可迅速导致亡阳，亡阳也可继而出现亡阴，最终导致"阴阳离决，精气乃绝"，生命活动终止而死亡。

阴虚 ——阴液衰竭——→ 亡阴 ←——阳气无所依附而浮越——/ 阴液无以化生而耗竭—— 亡阳 ←——阳气衰竭—— 阳虚

综上所述，阴阳失调的病机，是以阴阳属性，阴和阳之间存在着的相互制约、相互消长、互根互用和相互转化关系的理论来阐释、分析、综合机体一切病理现象的机理。因此，在阴阳的偏盛和偏衰之间，以及亡阴和亡阳之间，都存在着内在的密切联系。也就是说，阴阳失调的各种病机并不是固定不变的，而是随着病情的进退和邪正盛衰等情况的变化而变化的。阴阳失调是邪正斗争的结果，又是疾病发生发展的内在根据，病位层次的浅深是病情轻重的表现，而寒热则是阴阳失调在疾病属性上的反映。

三、气血失调

气血是人体脏腑、经络等一切组织器官进行生命活动的物质基础。气血量的不足使气与血的功能减弱，而气血运行的异常也会影响自身功能的发挥，引起相应的病变。所以，气血的营运障碍是气血失调的基本病理，而气血的生成与运行又有赖于脏腑生理功能的正常。因此，在病理上，脏腑的病变必然会影响到全身的气血，而气血的病变也必然影响到脏腑，气血的病理变化总是通过脏腑生理功能的异常而反映出来。此外，由于气和血之间有着密切关系，所以在病理情况下，气病必及血，血病亦及气，其中尤以气病及血为多见。

总之，气血失调的病机同邪正盛衰、阴阳失调一样，不仅是脏腑、经络等各种病变机理的基础，而且也是分析研究各种疾病病机的基础。

（一）气病病机

气的病变，包括气的生成不足或耗散太过、气的运行失常，以及气的生理功能减退等。其具体表现为气虚、气陷、气滞、气逆、气闭、气脱等几个方面。

1. **气虚**　是指全身或某些脏腑功能减退的病理状态，主要表现为元气不足、脏腑功能活动减退，以及机体抗病能力下降等方面。其形成的主要原因多是先天不足，或后天失养，或肺脾肾功能失调，也可因劳伤过度，久病耗伤，年老体弱所致。气虚多见于患有慢性疾病、老年、营养缺乏、疾病恢复期以及体质衰弱等人群。其临床表现以少气懒言、疲倦乏力、脉细软无力等症为重要特点。

各脏腑气虚的特点，多与其生理功能有关，如肺气虚的特点是"主气"的功能衰退，心气虚的特点是"主血脉"和藏神的功能衰退，脾胃气虚的特点是腐熟水谷和运化精微的功能衰退以及中气的下陷，肾气虚的特点是"藏精""生髓""气化""封藏"以及"纳气"等的功能衰退。

因肺主一身之气，脾为后天之本、气血生化之源，脾肺气虚直接影响元气的生成，故临床上所谓的气虚证多是指脾气虚和肺气虚。

气虚和阳虚虽然都是脏腑组织功能活动的衰退和抗病能力的减弱，但气虚则是指单纯的功能减退，而阳虚则是在气虚的基础上进一步发展，出现了阳热能量的减少和衰退。所以气虚属于阳虚的范畴，气虚可以发展为阳虚，但气虚则不一定阳虚。其区别在于：气虚是虚而无寒象，而阳虚是虚而有寒象。

由于气和血、津液的关系极为密切，因而在气虚的情况下，必然会影响血和津夜，从而引起血和津液的多种病变。如气虚可导致血虚、血瘀和出血，也可引起津液的代谢失调，如脾气虚不能运化水湿而形成痰饮、水肿等。

2. 气陷　气陷，为气虚病机之一，是以气的无力升举为主要特征的一种病理状态。气陷多因气虚进一步发展而来。脾宜升则健，为气血生化之源，所以脾气虚更易导致气陷，故气陷常称为中气下陷。机体内脏位置的相对恒定，全赖于气的升降出入运动正常，所以在气虚而升举力量减弱的情况下就会引起某些内脏的下垂，如胃下垂、肾下垂、子宫脱垂、脱肛等，还可伴见腰腹胀满重坠、便意频频，以及短气乏力、语声低微、脉弱无力等症。

3. 气脱　气脱是指气虚发展到严重阶段有脱失消亡之危的一种病理状态。由于体内气血津液遭到严重损耗，以致脏腑生理功能极度衰退，或阴阳离决，失其相济相抱之常，因而陷于脱绝危亡之境。

气脱有虚脱、暴脱之分：精气逐渐消耗，引起脏腑功能极度衰竭者，为虚脱；精气骤然消耗殆尽，引起阴竭阳亡者，为暴脱。如心气虚脱则心神浮越，脉微欲绝；肝气虚脱则目视昏蒙，四肢微搐；脾气虚脱则肌肉大脱，泻痢不止；肺气虚脱则呼吸息高，鼾声如雷；肾气虚脱则诸液滑遗，呼吸困难。阴气暴脱则肤皱睛陷，烦躁昏谵；阳气暴脱则冷汗如珠，四肢厥逆。

4. 气滞 气滞，即气机郁滞，是机体局部或全身气机不畅或阻滞的一种病理状态。其主要是由情志内郁，或痰、湿、食积、瘀血等阻滞，以外伤侵袭、用力努伤、跌扑闪挫等因素，使气机阻滞而不畅，从而导致某些脏腑经络的功能失调或障碍，以闷胀、疼痛为其临床特点。

由于人体气机的升降出入多与肝主疏泄、肺主宣降、脾主升清、胃主降浊，以及肠主泌别传导功能有关，故气滞多与这些脏腑功能失调有密切关系。

气行则血行，气滞则血瘀；气行水亦行，气滞则水停。所以气滞可以引起血瘀、水停，形成瘀血、痰饮、水肿等病理变化。

5. 气逆 气逆，为气机升降失常，脏腑之气逆上的病理状态。其多由情志所伤，或因饮食寒温不适，或因痰浊壅阻等所致。气逆最常见于肺、胃和肝等脏腑。肺以清肃下降为顺，肺失肃降则肺气上逆，发为咳逆上气。胃气宜降则和，胃失和降则胃气上逆，发为恶心、呕吐、嗳气、呃逆。肝主升发，肝升发太过，肝气上逆则发为头痛头胀、面红目赤而易怒。肝为刚脏，主动主升，且又为藏血之脏，因此，在肝气上逆时，甚则可导致血随气逆，或为咯血、吐血，或壅遏清窍而致昏厥。

一般地说，气逆于上，以实为主，但也有因虚而气上逆者，如肺虚而失肃降或肾不纳气都可导致肺气上逆，胃虚失降也能导致胃气上逆等，这都是因虚而气逆的病机。但是，在传统上，气逆多指气机上逆而言，不包括虚证和气机下陷者。

6. 气闭 气闭是脏腑经络气机闭塞不通的一种病理状态。其形成的原因，多是风寒湿热痰浊等邪毒深陷于脏腑或郁闭于经络，以致失其通顺之常所致。如心气内闭，则谵语癫狂、神昏痉厥；胸肺气闭，则胸痹结胸、气喘声哑；膀胱气闭，则小便不通；大肠气闭，则大便秘结；经络气闭，则关节疼痛等。其中以心闭神昏最为严重。一般所说的闭证，主要是心气内闭而言。

（二）血病病机

血的生理功能异常，主要表现为血液的生成不足或耗损太过、血液的运行失常，以及血液濡养功能减退等几个方面。

1. 血虚　血虚，是指血液不足或血的濡养功能减退的病理状态。其形成的原因：一是失血过多，如吐血、衄血、月经过多、外伤出血等，使体内血液大量丧失，而新血又不能及时生成和外充；二是生化不足，脾胃为气血生化之源，脾胃虚弱，化源不足，导致生成血液的物质减少，或化生血液的功能减弱；三是久病不愈，慢性消耗等因素可致营血暗耗；四是瘀血阻滞，瘀血不去则新血不生等。以上多种因素最终导致全身血虚。

血是维持人体生命活动的重要物质之一，对人体具有营养作用。因此，血液虚亏不能营养脏腑组织，必然导致全身或局部失于营养，生理功能逐渐减退等病理变化。其临床表现以眩晕，面色不华，唇、舌、爪甲淡白无华为重要特征。

由于心主血，肝藏血，脾为气血生化之源，肾精能化血，所以血虚多与心、肝、脾、肾关系密切。

2. 血瘀　血瘀，是指血液的循行迟缓和不流畅的病理状态。气滞而致血行受阻，或气虚而致血运迟缓，或痰浊阻于脉络，或寒邪入血，血寒而凝，或邪热入血，煎熬血液等，均可以形成血瘀，甚则血液瘀结而成瘀血。所以，瘀血是血瘀的病理产物，而瘀血形成之后又可阻于脉络，而成为形成血瘀的一种原因。

血瘀的病机主要是血行不畅，所以，血瘀而阻滞在脏腑、经络等某一局部时，则发为疼痛，痛有定处，得寒温而不减，甚则可形成肿块，同时可伴见面色黧黑、肌肤甲错、唇舌紫暗以及瘀斑、红缕等血行迟缓和血液瘀滞的征象。

血瘀反过去又可加剧气机的阻滞，从而形成气滞导致血滞、血瘀，再导致气滞的恶性循环。

由于血瘀与气虚、气滞、血虚、血寒、血热等病理上相互影响，所以血瘀除有寒热之别而外，还常常出现血瘀兼气虚、血瘀兼气滞、血瘀兼血虚等病理改变。此外，瘀血还可引起气滞水停等继发性病变。

3. 血热 血热，是指血分有热，血行加速的病理状态。血热多由外感热邪侵袭机体，或外感寒邪入里化热，伤及血分以及情志郁结，郁久化火，火热内生，伤及血分所致。

由于血得温则行，故在血热的情况下，血液运行加速，甚则灼伤脉络，迫血妄行。邪热又可煎熬阴血和津液。所以，血热的病理变化，以既有热象，又有耗血、动血及伤阴为其特征。

4. 出血 出血，是指血溢于脉外的一种病理状态。其形成多由气火上逆，或血热迫血妄行，或气虚不能摄血，或瘀血停滞，或外伤损伤脉络等，使血液不能循行于脉中而溢于脉外所致。出血之候，随处可见，由于出位血部位、病因，以及出血量之多寡和血的颜色的不同，可表现出不同的病理现象。

出血过多，可以导致血虚气弱，发展成为气血双虚，从而使脏腑组织功能减弱。若突然大量失血，则可致气随血脱，甚则发生阴阳离决而死亡。

（三）气血同病病机

气和血的关系极为密切，生理上相互依存，相互为用，病理上也相互影响而致气血同病。

气对于血，具有推动、温煦、化生、统摄的作用，故气的虚衰和升降出入异常必然影响及血。如气虚则血无以生化，血必因之而虚少；气虚则推动、温煦血液的功能减弱，血必因之而凝滞；气虚则统摄功能减弱，则血必因之外逸而出血；气滞则血必因之而瘀阻；气机逆乱，血必随气上逆或下陷，甚则上为吐衄，下为便血、崩漏。另一方面，血对于气，则具有濡养和运载作用。在血出现虚亏和运行失常时，也必然影响及气。如血虚，则气亦随之而衰，亦随之而郁滞；血脱，则气无所依而随血脱逸。临床上气血相互为用的功能失调，主要有气滞血瘀、气不摄血、气随血脱、气血两虚和气血不荣经脉等几方面。

1.气滞血瘀　气滞和血瘀，常同时存在。由于气运行不畅，导致血运出现障碍，从而形成气滞血瘀，也可由于闪挫外伤等因素而致气滞和血瘀同时形成。在一般情况下，肝主疏泄而藏血，肝的疏泄在气机调畅中起着关键的作用，因而气滞血瘀多与肝的生理功能异常密切相关。另外，由于心主脉而行血，故在心的生理功能失调时，则多先发生血瘀而后导致气滞。气滞血瘀，在临床上多见胀满疼痛、瘀斑及积聚癥瘕等病症。

2.气不摄血　气不摄血，是指因气的不足，其固摄血液的生理功能减弱，血不循经，逸出脉外，而导致咯血、吐血、衄血、发斑、便血、尿血、崩漏等各种出血的病理状态。其中，因中气不足，气虚下陷而导致血从下逸，则可见崩漏、便血、尿血等病症。

3. **气随血脱** 气随血脱，是指在大量出血的同时，气也随着血液的流失而散脱，从而形成气血两虚或气血并脱的病理状态。其常由外伤失血，或妇女崩漏、产后大出血等因素所致。血为气之载体，血脱则气失去依附，故气亦随之散脱而亡失。

4. **气血两虚** 气血两虚，即气虚和血虚同时存在的病理状态。其多因久病消耗，气血两伤所致。或先有失血，气随血耗，或先因气虚，血的生化无源而日渐衰少，从而形成肌肤干燥、肢体麻木等气血不足之症。

5. **气血不荣经脉** 气血不荣经脉，是指因气血虚衰或气血失和，以致气血相互为用的功能减退，对经脉、筋肉、皮肤的濡养作用减弱，从而产生筋肉等运动失常或感觉异常的病理状态。如肢体麻木或运动不便，甚则不用，肌肤干燥、瘙痒、欠温，甚则肌肤甲错等，都是气血不荣经脉的具体表现。

四、津液代谢失常

津液是人体正常水液的总称，也是维持人体生理活动的重要物质。津液的代谢，实质上即是津液的不断生成、输布和排泄的过程。津液的正常代谢，是维持体内津液的正常生成、输布和排泄之间相对恒定的基本条件。津液的代谢失常，也就是津液的输布失常，津液的生成和排泄之间失去平衡，从而出现津液的生成不足、耗散和排泄过多，以致体内的津液不足；或是津液输布失常、排泄障碍，以致津液在体内的环流缓慢，形成水液滞留、停聚、泛滥等病理变化。

津液的代谢是一个复杂的生理过程，有赖于多个脏腑的多种生理功能的相互协调，才能维持正常的代谢平衡。津液代谢与肺、脾、肾的关系尤为密切。所以在肺、脾、肾等有关脏腑和有关生理功能中，任何一脏或任何一种生理功能的异常均能导致津液的代谢失常，造成体内的津液不足，或是津液在体内滞留，从而内生水湿或痰饮。

（一）津液不足

津液不足，是指津液在数量上的亏少，进而导致内则脏腑、外而孔窍、皮毛失其濡润滋养作用，因之产生一系列干燥失润的病理状态。津液不足多由燥热之邪或五志之火，或高热、多汗、吐泻、多尿、失血，或过用误用辛燥之剂等引起津液耗伤所致。体失充养，伤及阳气，血流瘀滞，是津液不足的主要病理变化。

津液不足的病理变化，由于津液亏损的程度不同，而有伤津和伤阴之分。一般说来，轻者为伤津，重者为伤阴。伤津并不一定兼有伤阴，但伤阴则必兼伤津。所以说，伤津乃伤阴之渐，伤阴乃津枯之甚。

由于津血同源，故津液亏乏或枯竭必然导致阴血亏乏，出现血燥虚热内生或血燥生风等津枯血燥的病理改变。若津液耗损，使血液减少而血行郁滞不畅，从而发生血瘀之变，终致津亏血淤。故《读医随笔》有曰，"血犹舟也，津液水也"，"津液为灼竭，则血行愈滞"。

气与津液相互依附、相互为用。津液的代谢有赖于气的升降出入运动，气有固摄和气化作用，可以控制和调节津液的生成与排泄。气也要依附于津液的存在。如人体津液大量丢失，也必然伴随有气的突然耗损脱失，形成气随液脱的危重状态。如《伤寒论》曰："发汗多，若重发汗者，亡其阳。"《景岳全书》曰："关门不固，则气随泻去，气去则阳衰。"《金匮要略心典》曰："吐下之余，定无完气。"

（二）水湿停聚

津液的输布和排泄，是津液代谢中的两个重要环节。虽然这两个环节的功能障碍各有不同，但其结果都能导致津液在体内不正常地停滞，形成内生水湿、痰饮等病理变化。

津液的输布障碍，是指津液得不到正常的输布，导致津液在体内环流迟缓，或在体内某一局部发生潴留，因而津液不化，水湿内生，酿痰成饮。造成津液输布障碍的原因很多，涉及肺的宣发和肃降、脾的运化和散精、肝的疏泄条达和三焦的水道是否通利等多个方面，但其中最主要的还是脾的运化功能障碍。

津液的排泄障碍，主要是指津液转化为汗液和尿液的功能减退，而致水液潴留，溢于肌肤而为水肿。津液化为汗液，主要是依赖肺的宣发功能；津液化为尿液，主要是依赖肾的蒸腾气化功能。肺和肾的功能减弱，虽然均可引起水液潴留，发为水肿，但是肾的蒸腾气化则起着主宰排泄的作用。

应当指出，津液的输布障碍和排泄障碍，二者虽然有别，但亦常相互影响和互为因果，其结果则导致内生水湿，酿痰成饮，引起多种病变。

气可以化水，水停气阻，津液代谢障碍，水湿痰饮潴留，可导致气机阻滞的病理状态。如水饮阻肺，肺气壅滞，宣降失职，可见胸满咳嗽、喘促不能平卧；水饮凌心，阻遏心气，心阳被抑，则可见心悸、心痛；水饮停滞中焦，阻遏脾胃气机，可致清气不升，浊气不降，而见头昏困倦、脘腹胀满、纳化呆滞；水饮停于四肢，则可使经脉阻滞，表现为肢体沉重胀痛等。

五、升降出入失常

（一）升降出入失常的基本概念

升降出入失常，泛指疾病在其发生、发展的过程中，由于致病因素的作用而导致的脏腑气机升降出入运动功能紊乱的一种病理状态，是人体阴阳气血升降顺逆的失调或上下生理平衡失调的病理概括。

升降出入，是人体气化功能的基本运动形式，是脏腑经络、阴阳气血矛盾运动的基本过程。人体脏腑经络的功能活动，以及与气血阴阳的相互关系，无不依赖于气机的升降出入。如《读医随笔》有曰："人身肌肉筋骨，各有横直腠理，为气所出入升降之道。升降者，里气与里气相回旋之道也；出入者，里气与外气相交接之道也。里气者，身气也；外气者，空气也……人之眼、耳、鼻、舌、身、意、神、识，能用者，皆由升降出入之通利也。有所闭塞，则不能用也。"因此，人体之呼吸、视觉、嗅觉、味觉、精神意识等，都是人体气机升降出入正常与否的反映。

（二）升降出入失常的病理表现

由于气机的升降出入关系到脏腑经络、气血阴阳各方面的功能，所以升降出入失常可涉及五脏六腑、表里内外、四肢九窍，从而发生多种病理变化。如心阳下降则肾水得温，若心火不降而上炎，则舌尖红赤疼痛、口舌糜烂；肺失宣降，则胸闷咳喘；脾不升清，运化失职，则便溏泄泻，甚则清阳不升而气虚下陷；肝气上逆则眩晕头胀、烦躁易怒，甚则昏厥；肾不纳气则呼吸困难，呼多吸少，气短息促。六腑以通降为顺，若腑气不降，在胆，则胆气上逆而口苦、黄疸；胃失和降，则不欲纳食、呃逆嗳气、恶心呕吐；大肠气机传导不行，则大便秘结；膀胱气化不行，则小便减少或尿闭。若阴阳气血逆乱，清窍被蒙，则昏仆倒地、不省人事。他如心肾不交，水火不济；脾气不升，胃气不降；肺气不降，肾不纳气……皆为升降失常的病理改变。

在升降出入失常病变中，尤以脾胃升降失调最为重要，且亦为临床所常见。因为脾胃为气机升降之枢纽，若脾胃升降失常，则清阳之气不能敷布，后天之精不能归藏，饮食清气无法进入，废浊之物亦不能排出，诸种病变莫不由之而生。所以历代医家调理气机多重视调理脾胃的升降。

升降失常仅是气机升降出入失常的一个方面，而出入失常则为其另一个方面。一般说来，内伤之病，多病于升降；外感之病，多病于出入。但升降与出入密切相关，在病理上亦相互影响，升降失常必然病及出入，出入失常亦必然影响升降。故升降出入失常病机在临床上具有普遍意义，不论内伤、外感，还是新病、久病，都是存在的。如《读医随笔》曰："升降之病机，则亦累及出入矣；出入之病机，则亦累及升降矣。"如因外感风寒而致咳喘者，风寒外来，肌肤郁闭，汗孔闭塞，卫气不能宣通，出入失常，则现发热、恶寒、无汗。肺合皮毛，表邪不解，内舍于肺，则肺失宣肃而咳嗽喘促。此为由出入失常而致升降失常，最终形成升降出入失常的病理状态。

升降失常的病理变化虽然很复杂，但基本病理表现不外乎升降不及、升降太过和升降反作三类。

升降不及：是脏腑虚弱，运行无力，或气机阻滞，运行不畅，使升降作用减弱的病理状态。如肝气升发不足可致肝气郁结；肺气壅塞，失于清肃可致胸闷痰喘等。

升降太过：是指脏腑气机升降运行虽与其主导趋势一致，但其程度已超过了正常生理范围的病理现象。如肝气升发太过可致肝阳上亢，甚则肝风内动；胃肠传降太过可致泄利不止等。

升降反作：是指脏腑气机的升降运行与其正常趋势相反的病理现象，包括当升者反降，当降者反升。如脾气不升下陷，胃气不降而上逆，《素问·阴阳应象大论》所谓："清气在下，则生飧泄；浊气在上，则升膜胀。"

但是，升降太过、升降不及和升降反作三者又是互相联系的。

【文献摘录】

《伤寒寻源》："所谓病者，悉由乎阴阳之偏也。仲景治病诸法，第就其阴阳之偏胜者，剂其偏而病自已。故有时阳气亢极，但用纯阴之剂，不杂一毫阳药，非毗于阴也，育阴正以剂阳；有时阴气盛极，但用纯阳之剂，不杂一毫阴药，非毗于阳也，扶阳正以剂阴。"

《读医随笔》："升降出入者，天地之体用，万物之橐籥，百病之纲领，生死之枢机也……其在病机，则内伤之病，多病于升降，以升降主里也；外感之病，多病于出入，以出入主外也。伤寒分六经，以表里言；温病分三焦，以高下言，温病从里发故也。升降之病极，则亦累及出入矣；出入之病极，则亦累及升降矣。故饮食之伤，亦发寒热；风寒之感，亦形喘喝。此病机之大略也。"

《金匮钩玄》："气血冲和，万病不生，一有怫郁，诸病生焉……郁者，结聚而不得发越也。当升者不得升，当降者不得降，当变化者不得变化也。"

《格致余论》："血为气之配，气热则热，气寒则寒，气升则升，气降则降，气凝则凝，气滞则滞，气清则清，气浊则浊。"

《四圣心源》："脾主消化，中气旺则胃降而喜纳，脾升而喜磨，水谷腐熟，精气滋生，所以无病。脾升肾肝亦升，故乙木不郁，胃降则心肺亦降，故金火不滞。火降则水不下寒，水升则火不上热……以中气之善运也。"

【参考文献】

［1］曹南华．试论亡阴与亡阳［J］．广东中医，1958（11）：8.

［2］赵锡庠．试论"虚与实"［J］．哈尔滨中医，1964（6）：4.

［3］樊昕．试论"邪"与"正"［J］．江苏中医，1966（1）：2.

［4］黄永昌．气血理论的临床应用［J］．江西医药中医分册，1979（3）：4.

【复习思考题】

1. 邪正盛衰与虚实的变化有哪些内容？

2. 阴阳失调的基本病理变化是什么？怎样用阴阳失调来分析疾病的性质？

3. 气血失调的病理变化有哪些？

4. 什么叫升降失常？

5. 升降失常的病理表现如何？

第三节 外感病机

中医学通常将疾病分为外感病和内伤病两大类。外感病是指感受六淫、疫疠等外邪所导致的一类疾病。因其常以发热为主症，故亦称外感热病。内伤病，又称内伤杂病，主要是指饮食劳倦、情志过极、痰饮瘀血等所导致的以脏腑气血、阴阳失调为主的一类疾病。虽然外感病和内伤病在病邪的性质、侵入途径，以及病邪侵入人体后疾病传变的规律等方面有所不同，但是二者均以机体脏腑功能紊乱、气血阴阳失调为其共同的病理基础，所以外感病和内伤病既有区别又有联系。

外感病机，是指外感疾病发生、发展和转归的一般规律。它所研究的内容包括外感病邪的性质与传入途径，以及病邪侵入机体后的传变规律等。外感病的病理机制和内伤病的病理机制的区别，主要在于外感病是以感受外邪为主，其病变发展有一定的阶段性，病变在由表入里、由浅入深、由实转虚的发展过程中，表现出明显的外感病特有的阶段性、层次性病理变化。

关于外感热病的病机，中医学有两种学说，即伤寒学说和温病学说。这两种学说所讨论的对象同是外感热病，只不过伤寒学说强调外感寒邪，认为寒邪侵袭机体后沿六经传变，并以六经来分症；而温病学说则认为外感以温热病邪为患，病邪主要是从口鼻而入，其病变是按卫、气、营、血或上、中、下三焦进行传变的，并以卫气营血或三焦来分症。伤寒学说和温病学说对外感热病病机的认识虽然有所不同，但对外感热病病理发展过程的认识则无原则分歧，不论是伤寒还是温病，其在人体的传变总是由外入内、由表入里、由浅入深、由阳转阴、由轻到重。因此，这两种学说对外感热病病机一般规律的认识，基本上是一致的。

一、六经病机

六经病机，首创于张仲景，他在《伤寒杂病论》中详细地论述了六经病发生发展和辨证论治的规律。

六经，即指太阳、阳明、少阳和太阴、少阴、厥阴。六经病机是外感疾病发生发展的一般规律之一。

六经病的发生，都是在六淫外邪的作用下正邪相争的结果。六淫之邪侵袭人体，正邪抗争，引起了脏腑经络生理功能失常，产生了一系列病理变化。一般地说，患者正气未衰，抗病能力强，邪气盛，机体反应呈亢奋状态者称为三阳病，其性质属热、属实。若患者正气衰弱，抗病能力弱，病邪未除，正不敌邪，机体反应呈虚衰状态者称为三阴病，其性质属寒、属虚。六经病，就病变部位言，太阳主表，阳明主里，少阳主半表半里，而三阴均属于里。

六经病的一般病理过程是：太阳病为外感疾病的初期阶段，邪在表卫；阳明病为邪入里化热的极期阶段；少阳病为邪居半表半里的过渡阶段；邪气深入，正气已虚，可传入三阴而成三阴病变。

（一）太阳病机

太阳主一身之表，统一身之营卫，在正常情况下，营卫调和，则人体卫外屏障功能固秘，可以发挥抗御外邪侵袭的作用。因皮毛位于体表，为人体的屏障，赖肺宣发、输布的卫气和津液以温养，而维持其正常的生理功能。故太阳主表，实际上就是肺卫的调节功能。

太阳经属膀胱与小肠，由于心与小肠相表里，肾与膀胱相表里，所以太阳病所涉及的脏腑主要包括皮毛、肺、小肠、膀胱等。

太阳病为外感疾病的初期阶段，因病邪强弱和体质虚实不同，太阳病有经证和腑证之分。

1. 太阳经证病机　风寒之邪侵袭人体，肌表受之。太阳肺卫首当其冲，邪正交争，营卫失其调和，表卫调节失司，肺气失于宣肃，这是太阳经证的主要病机。其临床表现以恶寒发热、头痛身痛、脉浮为主要特征。

若腠理不固，风邪伤卫，营卫不和，卫失固外开阖之权，则每易形成太阳中风之证，以恶风、汗出、脉浮缓为主症。若寒邪袭表，卫阳被束，营血郁滞，则又可形成太阳伤寒之证，以恶寒、无汗、脉浮紧为主症。前者因卫气虚，腠理疏松，常自汗出而恶风，故称表虚证。后者因卫阳被遏，腠理闭塞而无汗，故称表实证。

2. 太阳腑证病机　若太阳病表邪不解，邪热随经入膀胱，影响膀胱的气化功能，水道失调，邪热与水相结而成蓄水之证，以小腹胀满、小便不利为临床特征。若在表之邪热随经深入下焦，与血相结于下焦少腹，热与血结，瘀血内阻而成蓄血之候，以少腹急结、小便自利、神志错乱甚则如狂为临床特征。

太阳病在其发展过程中，由于失治误治，邪气由表入里，伤津化燥，则传入阳明，亦可损伤心肾而传入少阴，即所谓"实则太阳，虚则少阴"。若太阳表邪未罢，又及于里，则可形成太阳兼少阳、太阳兼太阴之候等。

（二）阳明病机

阳明病是外感病过程中邪热炽盛的极期阶段。

阳明属胃与大肠，脾与胃相表里，肺与大肠相表里，故它们之间在生理病理上有密切的关系。阳明病累及部位主要在胃肠。胃为阳腑，属燥土，故病邪侵袭阳明，多从燥化，其证候以胃肠之燥热实为特点，故有"胃家实"之说。

阳明病形成的原因主要有三：一是由太阳病失治误治而来；二是由少阳病误用汗、吐、下、利小便等法导致伤津而成；三是燥热之邪直犯阳明，为本经自病。

在病理状态下，阳明病病机有经证病机和腑证病机之别。

1. 阳明经证病机 病邪入里化热，燥热亢盛，消烁津液，而肠中并无燥屎阻结，仅有无形之邪热弥漫充斥于周身表里内外。其临床表现以大热、大汗出、口渴引饮、脉洪大等症为特征。

2. 阳明腑证病机 病邪入里化热，燥热与肠中的糟粕搏结，以致耗伤津液，燥结成实，阻滞于中，影响腑气通降，发为阳明腑证。其临床表现以潮热、谵语、大便秘结、腹满硬痛、脉沉实有力为特征。

阳明病由于误下过早或过猛，戕害脾阳，机体抗病能力由强而弱，病变的性质由热转寒，由实转虚，而发展成为太阴病，即所谓"实则阳明，虚则太阴"。

（三）少阳病机

少阳病是病邪既非在表，又非入里，而在表里之间的过程阶段，故称为半表半里。

少阳属胆与三焦，并与肝、心包相表里。胆寄于肝，内藏胆汁，胆腑清利则肝气条达，胆汁输注于肠胃以帮助消化吸收，故胆和则脾胃自无贼邪之害，纳谷运化功能健全。故少阳病常累及胆、三焦，以及肝、胃等。

少阳病多是由太阳病不解而内传，或病邪直犯少阳，正邪分争于半表半里而成。

外邪侵犯少阳，肝胆之气上逆或肝胆之火上炎，肝胆气郁，经气不利犯脾克胃，而致肝脾不调、肝胃不和，为少阳病的主要病理机制。故其临床表现以往来寒热、胸胁苦满、神情默默、不欲饮食、心烦喜呕、口苦咽干、脉弦为特点。

因为少阳病的发展有向表和向里两种趋势，故有"少阳主枢"之说。不过少阳病之向表、向里多以兼证的形式出现，如少阳兼太阳之表、少阳兼阳明之里等。

（四）太阴病机

太阴为三阴之首，内属于脾、肺，并与胃、大肠相表里。太阴病主要责之于脾胃。

太阴病的发生多由三阳治疗失当，损伤脾阳，或因寒湿之邪直犯中焦或脾胃素虚，寒湿内阻而致。脾主运化水谷精微和运化水湿。脾病则健运无权，转输失职，水湿停滞，所以太阴病以脾虚湿盛为其病理特点。

病在太阴必及阳明，寒湿内阻，脾气不升，胃气不降，纳运失职，故太阴病以腹满而吐、食不下、自利、时腹自痛、脉缓弱为临床特征。

太阴病的病机演变：一是转属阳明，因太阴病阳复太过，则寒湿易于转化为燥热之证；二是湿滞不化，湿热熏蒸影响胆汁排泄，发为黄疸；三是久病不愈，中阳不足，必及于肾，转入少阴。

（五）少阴病机

少阴属心与肾，并与小肠、膀胱相表里。心主血脉而藏神，肾藏精主水而化气，为生命之根。在正常情况下，少阴之气能主持人体精神意识活动和气血的运行，并能管理全身的水液代谢。

少阴病变为六经病机的危重险段。其主要病理反应为精神气血俱虚，且以心肾阳衰为主，抗病能力明显减退，表现为全身性的虚证。

少阴病变的形成，多由病邪直犯少阴，或因他经误治失治损伤心肾而致。

病入少阴，损及心肾，阳气虚弱，阴血不足，故少阴病以脉微细、但欲寐为基本临床特征。由于机体体质的差异，故其病理改变又有寒化、热化之不同。少阴寒化，系患者素体阳虚阴盛，心肾阳气不足，若病邪传至少阴，则从阴而化寒，表现为一派心脾肾阳气虚衰之象，如恶寒蜷卧、精神萎靡、手足厥冷、下利清谷、口不渴或渴喜热饮、小便清长、舌淡苔白、脉沉微等症，甚则阴寒之邪太盛，逼迫虚阳浮越于外，从而形成阴盛格阳之真寒假热之候。少阴热化，系患者素体阴虚火旺，心肾阴液亏损，功能虚性亢奋，若邪入少阴，则从阳而化热，热灼真阴，则可形成肾水亏虚不能上济，心火独亢，水火失济，阴不敛阳之虚热病变，临床可见心烦不寐、口燥咽干、小便黄、舌尖红赤或舌红少苔、脉细数等症。

少阳病在正复阳回的情况下，也可转为太阳病或阳明病。

（六）厥阴病机

厥阴属肝和心包，并与胆、三焦相表里。肝主疏泄而藏血，心包代心用事，其火以三焦为通路，可达于下焦，使肾水温暖而涵养肝脏。这样，上焦清和，下焦温暖，以促进脏腑的功能活动，保持人体健康。

厥阴为阴之尽、阳之始，阴中有阳。病至厥阴，为六经病之较后阶段，由于正气衰微，阴阳调节紊乱，所以厥阴病的主要表现为寒热错杂、厥逆、厥热胜复。

寒热错杂：病至厥阴，则肝与心包受邪，疏泄不利，气机升降失常，以致气血紊乱，阴阳失调，寒热错杂。阳热并于上，肝火上炎则为热；阴寒并于下，心火不能下达而为寒。此即为上热下寒的病理机制，临床可见消渴、气上冲心、心中疼热、饥不欲食、下利等症。

厥逆：病邪内陷厥阴，脏腑功能失调，气血紊乱，阴阳不相顺接，则为各种厥逆证的病机。其形成原因较多，诸如寒盛、热深、蛔虫、真阳衰脱，以及水邪凌心、痰涎壅盛等均可导致厥逆证的发生，其中以寒厥、热厥、蛔厥为多见。

厥热胜复：邪正交争，阳胜则热，阴胜则寒，故可出现厥热胜复，其特点是四肢厥逆与发热交错出现。根据厥冷与发热时间的长短，可以推断病势的进度。若阴寒虽盛，但阳气能与之抗争，阳能胜阴，厥热相等则呈现阴阳对峙、寒热错杂的病理改变。若阴寒由盛极而转衰，阳气由虚衰而转复，阳盛阴衰，寒少热多则病情好转；阳衰阴盛，或阳复太过则热少寒多，或厥回而热不除。若阴寒盛极，阳气不续而先绝，则病情重笃而垂危，此即厥热胜复之病机。

厥阴与少阳相表里，故在一定条件下，两者的病情可互相转化。一般说来，少阳陷入厥阴则为逆，厥阴转出少阳则为顺。

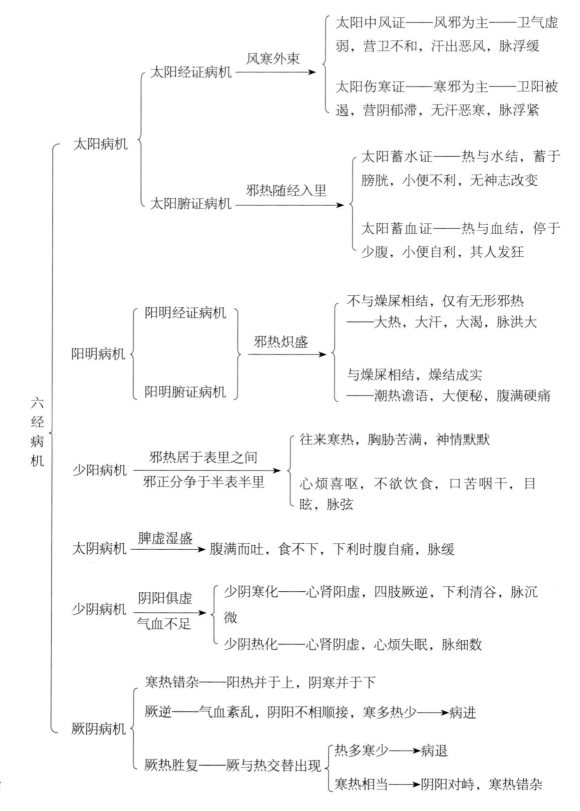

二、温热病机

温病学说源于《黄帝内经》《难经》，历经汉、隋、唐，有了不同程度的发展。金元时期的河间学派是温病学的奠基者。到了明清时代，温病学说已渐趋成熟，形成了完整的体系。清代著名温病学家叶天士著《温热论》，正确地阐明了温热病的发生发展规律，提出了著名的温热病机学说，创立了卫气营血的传变规律和辨证论治体系，弥补了六经病机学说的不足，从而丰富和发展了中医外感热病的病机学说。

卫气营血代表着温热病在发展过程中浅深不同的四个病理阶段，具体称为"卫分""气分""营分""血分"。

温热病的传变规律是病邪由卫入气，由气入营，由营入血，标志着邪气步步深入，由浅入深，病情逐渐加重。故《外感温热篇》曰："大凡看法，卫之后，方言气；营之后，方言血。"

从病变部位和病理变化来看，卫分和气分属于阳气的病变，营分和血分属于阴血的病变。

从温热病传变规律看，外感温热病多起于卫分，渐次传入气分、营血、血分，但这种传变规律并不是一成不变的。由于病邪类别及轻重的差异，以及患者体质强弱等的不同，临床上亦有起病即从营分或气分开始，以里热偏盛为特点，而无卫分证候表现的情况发生；或病虽已入气分，而卫分之邪仍未消除的；或热势弥漫，不仅气分有热，而且营分、血分也受热邪灼伤，酿成气营两燔或气血两燔的；或卫分病不经过气分阶段而直接传入营血，即所谓"逆传心包"等。

总之，温热病循卫气营血之序的发展变化，反映了病变由浅入深、由轻到重的病理过程。

（一）卫分病机

卫分是指身体的表浅部分，是人体的最外层，其主要功能为抗御外邪的侵袭。一般温热邪气首先侵袭卫分，故卫分证是温热病的初期阶段。其发病途径为温热之邪由口鼻而入，首先侵袭肌表，内舍于肺。故其病变部位在肌表和肺，且病势较为轻浅。

在病理上，因肺与皮毛相通，卫与肺气相通，故病邪侵犯肌表，必然导致肺卫失和，使肺卫生理功能异常。所以卫分证的病机为卫气失常和肺失宣降。

其临床特点是发热、微恶风寒、无汗或少汗、口微渴、舌边尖红、脉浮数，其中以发热与恶寒并见为卫分证的基本特征。

（二）气分病机

气分证是温热邪气在里的阶段。其发病途径或由卫分传来，或为温热邪气直入气分，或因伏邪内发所致。所谓伏邪，是与新感相比较而言的。新感和伏邪是温热病的两大类型。感受外邪即时发病者为新感，初期病多在表，传变趋向是由表入里。感受外邪未即发病，伏藏于人体，过时而发者为伏邪，其初起病发于里，以热郁于里的症状为主要临床表现，其传变趋向既可里热外达，亦可进一步内陷深入。因伏邪发病表现为里热炽盛的气分病变，所以说气分可由伏邪内发而成。

气分的病变范围相当广泛，就其部位而言，包括肺、胸膈、胃肠、肝胆等，都能反映出外感热病热盛期的病理改变。举凡温邪由表入里而未入营动血的一切病变，皆属气分范围。

病理上，因温病邪气内入脏腑经络，邪正相争于里，从而影响了脏腑的功能活动，使之处于功能亢奋状态，表现出邪气虽盛而正气未衰，正邪斗争剧烈的里热亢盛的病理变化。

其临床特点是：但发热不恶寒反恶热，舌红苔黄，脉数有力，并常伴有心烦、口渴、面赤等症。其中，以但发热不恶寒反恶热、口渴、苔黄为基本特征。由于邪犯气分所在脏腑、部位不同，其所反映的证候也有很多类型，但其共同特点是热盛，是邪势方张而机体抗病能力亦强的表现。

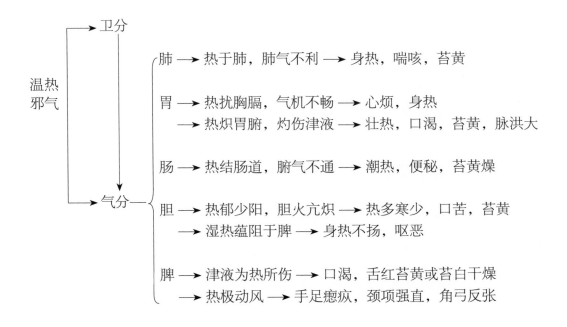

（三）营分病机

病邪入营，系指温热邪气深入阴分，损伤人体营养物质的轻浅阶段。"心主血属营"，故病变部位在心及心包，多由于邪在气分不解，其人正气虚弱，或津液亏乏，则邪热乘虚内陷，传入心营，煎灼阴液，或从卫分逆传而直接入营，此时机体处于营阴（血中津液）受损和热陷心包，心神被扰的病理过程。临床上可见舌绛、心烦不寐、时有谵语、身热夜甚、斑疹隐隐，脉细数等，其中以舌绛为营分证的重要特征。

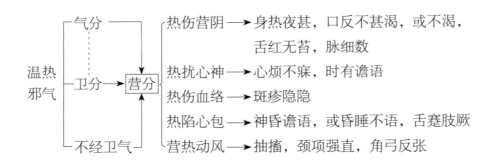

（四）血分病机

血分证，是温热病发展过程中最为深重的阶段，也是卫气营血病变的最后阶段。心主血，肝藏血，肾藏精，而精血可以相互化生，所以血分证的病位主要在心、肝、肾三脏。

血分证以心肝肾病变为主，其病理特点表现为热迫血行，血液溢于脉外，或血热动风，或血液阴津严重消耗。

其临床表现除具有重笃的营分症状外，更以耗血、动血、阴伤、动风为其特征。

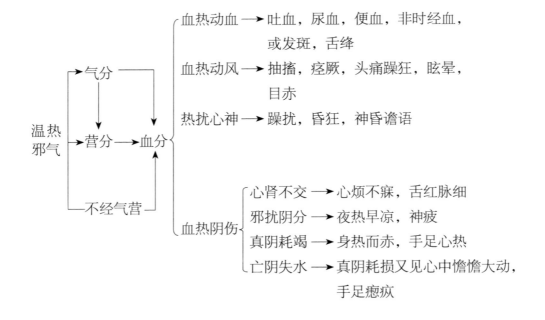

三、三焦病机

三焦病机，首创于清代吴鞠通之《温病条辨》，它是吴氏根据《黄帝内经》三焦部位及功能特点，在叶氏卫气营血病机的基础上，结合温病的发生、发展及传变规律而创立的。三焦病机旨在阐明三焦所属脏腑在发病过程中的病理变化，借以补充卫气营血病机（尤其是对湿热病机）之不足。

温病是感受四时不同温热病邪所引起的急性热病之总称。就其病变性质来分，温病可分为温热与湿热两大类。湿热与温热虽有共同之处，但亦有不同之点。其中湿热为病以湿为主，湿为阴邪，易伤阳气，且水湿之邪常留恋于卫分、气分之间，不易伤阴而成营血之热。又湿性重浊下流，常沿上、中、下三焦部位传变而自成规律，故三焦病机主要是阐述湿热病证的传变规律和发展变化。

湿热为病，其特点主要在于外感湿邪与热邪共同侵袭人体，故其病机既有热邪为患之反应，又有湿邪为病之特点。湿热病变的特点大致体现在下述几方面：一是湿热之邪常相裹结，湿遏热伏，热在湿中，湿邪不祛则热难清解；二是湿为阴邪，其性重浊黏腻易于阻滞气机，易于损伤阳气，故湿热为病胶着难愈；三是湿热之邪，其性弥漫，热蒸湿动，易向周身弥散，故湿热为病常以脾胃为中心而弥漫至全身。临床上湿热病变多表现为湿热弥漫于上、中、下三焦，且能阻滞气机，遏伤阳气，导致全身性的水液运行气化障碍。

三焦病变的发展传变规律是病始于上焦，次传中焦，终于下焦。故三焦病机，主要是湿热病邪侵及三焦三个不同的病理过程。

（一）上焦湿热病机

上焦湿热是湿热伤人的初期阶段。其病因多以湿邪为主，其感邪途径，或因湿热两种邪气相合侵袭人体，或为感受湿邪，阻滞气机，湿郁化热，渐成湿热为患。

湿热邪气侵袭上焦，主要累及肺卫与心包，尤其可使肺失宣降，从而产生卫外功能失调，以及水液代谢障碍等病变。

其主要脉症为恶寒发热，身热不扬，头重身困，脉濡等。若湿邪弥漫，内困脾胃，影响受纳和运化，亦可兼见胸闷、纳呆不饥等。若湿热酿痰，蒙蔽心包，则以表情淡漠、神志痴呆、时昏时醒为临床特征。

（二）中焦湿热病机

湿热病变中期，多因上焦湿热不解，渐传中焦，或因素体脾胃运化功能不健，湿热内蕴，又复感暑湿之邪，内伤脾胃所致，亦可因饮食不节，食郁化生湿热而成。

中焦湿热，病变中心在脾胃，故以湿伤脾胃病变为主。脾恶湿，湿又最易困脾，脾胃为湿所伤，则受纳运化功能必因之而失调。又因肌肉与四肢均为脾所主，故中焦湿热以消化道功能失常与肌肉四肢功能障碍为主要病理反应。

湿性黏滞，来缓去迟，着而难移。湿热病变羁留中焦，为时较长，且由于人体体质的差异，湿与热两种病邪亦有所偏重。若素体阳虚，或湿邪偏盛而热轻，则病机为湿重于热，病变在足太阴脾；若素体阳盛，或热邪偏盛而湿轻，则病变在足阳明胃。此即如叶天士在《外感温热篇》中所说："在阳盛之躯，胃湿恒多；在阴盛之体，脾湿亦不少。"若脾湿胃热并重，则多为湿热并重。

湿重于热的病机，是湿浊内困，脾失健运，其临床反应以湿为主，热象不显，以身重困楚、脘痞不饥、口淡不渴、大便溏滞不爽、苔腻、脉濡为特点。

热重于湿的病机，是里热转甚而又夹有湿邪。其临床特点是以高热、心烦、口渴等里热病变为主，又因湿困脾，纳运失常，而兼见脘腹胀满等湿象，以及舌红苔腻、脉濡数，且易于化燥成温，转化成温热之证。

湿热并重之病机，则为湿郁热蒸，湿热裹结，难解难分，多以胸闷腹胀、渴不多饮、汗出热减继而复热为特点。

中焦湿热病机转归途径有三：一为湿热从阳化燥，转属温热病之气分阶段，或邪热伤阴而为营血之热；二是湿邪从阴化寒，发展成为寒湿病变；三为仍以湿热病变传入下焦，发展成为下焦湿热病变。

（三）下焦湿热病机

下焦湿热，其病变部位重点在膀胱和小肠、大肠。其感邪途径，或因湿热病邪直犯下焦膀胱、小肠、大肠，或因中焦湿热不解而下传所致。其病理反应主要表现为水液代谢障碍和饮食糟粕的传导失常。下焦湿热亦有湿重于热和热重于湿两种类型，以小便不利或大便不畅等为主要临床特征。因水湿困阻，脾胃运化失司，故此阶段有时也可兼见中焦湿热的病变。

应当指出，三焦湿热病机，其发展变化虽有上述区分，但往往互有兼杂。如中焦湿热仍可见上焦湿热；下焦湿热虽以膀胱及小肠、大肠病变为主，但亦可影响中、上二焦，而出现脾胃及心肺之病理反应。

卫气营血病机从横向说明了温热病由浅入深的传变规律，三焦病机则从纵向阐明了温热病由上而下的发展规律。

六经病机和温热病机虽同属外感热病病机学范畴，又均以脏腑经络气血的病理变化为基础，以阴阳表里寒热虚实为主导，来阐述外感疾病发生发展的规律，但对病因的性质与感邪途径，以及疾病的传变规律的认识还是有一定区别的。

就病因来说，伤寒是感受寒邪，而温病则是感受温热邪气（包括四时不正之气和疫疠之气）。前者多从皮毛而入，后者则从皮毛和口鼻而入。寒邪为害，阴胜则阳病，易寒化伤阳；温热为灾，阳胜则阴病，易化燥伤阴。

就疾病的传变来看，六经病机认为，六经病是按着由三阳经而入三阴经的顺序相传变的。其传变由表入里，由阳转阴。太阳主表，阳明主里，少阳主半表半里，而三阴统属于里。从邪正关系与病变性质来看，凡正盛邪实，抗病能力强，病势亢奋者，为热为实，多属三阳病；凡抗病能力弱，病势虚者，为寒为虚，多属三阴病。而温热病机则认为，外感热病是按卫、气、营、血的层次，由浅入深、由轻到重进行传变的。卫分、气分多实证，而营分、血分多虚证。卫分证与太阳病经证同属表证，但太阳表证偏于寒，故称表寒证，而卫分证则偏于热，故称为表热证。气分证之部位在胃肠，表现为胃热亢盛、热结肠道，与六经病阳明经证和阳明腑证相比较，其病机基本相同，均为邪势方张、抗病能力强的邪热炽盛阶段。但伤寒由太阳传入阳明，病情发展较慢，温病则入里化热较快。故《外感温热篇》有曰："伤寒之邪，留恋在表，然后化热入里，温邪则热变最速。"此外，气分证还可以包括六经病之少阳病、太阴病。营分证与少阴热化证均为阴血津液耗伤之候，而病入营分，邪陷心包，热动肝风者又与厥阴病之热厥病性相类。

【文献摘录】

《温病条辨》:"温病由口鼻而入,鼻气通于肺,口气通于胃,肺病逆传则为心包,上焦病不治则传中焦,胃与脾也,中焦病不治,即传下焦,肝与肾也,始上焦,终下焦。"

《秦伯未医文集》:"温病……性质,属于热性,其特点为易于化热,易于伤阴,易于动血。传变,以上、中、下三焦和卫、气、营、血为纲,从上焦肺到中焦胃(包括肠)再到下焦肝肾,依卫、气、营、血的次序传变的为顺传,从肺直传心包络即由卫入营的为逆传。"

【参考文献】

[1]鲁福安.从《伤寒论》六经主证的病理基础看六经与脏腑经络间的关系[J].河南中医,1981(4):6.

[2]刘渡舟.论八纲辨证与六经辨证的关系[J].新中医,1981(9):11.

[3]万友生.寒温统一论[J].云南中医杂志,1981(1):1.

[4]张年顺.统一六经、卫气营血、三焦辨证的研究进展[J].北京中医学院学报,1983(1):9.

[5]方药中.谈中医学对急性传染病的病机学认识[J].上海中医药杂志,1984(4):5.

【复习思考题】

1. 何谓六经?六经病的传变规律是什么?

2. 何谓卫气营血?卫气营血病变的传变规律是什么?

3. 什么叫三焦?湿热病的传变规律如何?

4. 论述六经、卫气营血、三焦病机与脏腑病机之间关系。

第四节 内生五气病机

内生"五气"，是指在疾病的发展过程中，由于气血津液和脏腑等生理功能的异常而产生的类似风、寒、湿、燥、火六淫外邪致病的病理现象。由于其病起于内，故分别称为"内风""内寒""内湿""内燥"和"内火"等，统称为内生"五气"。因此，所谓内生"五气"并不是致病因素，而是由于气血津液、脏腑等生理功能失调所引起的综合性病理变化。

一、风气内动

（一）内风的含义

风气内动，即"内风"，是体内阳气亢逆变动而形成的一种病理状态。由于"内风"与肝的关系较为密切，故又称肝风内动或肝风。

在疾病发展过程中，或阳热亢盛，或阴虚不能制阳，使阳升无制，均可导致风气内动。肝风内动以眩晕、肢麻、震颤、抽搐等病理反应为基本特征。风胜则动，因其具有"动摇不定"的特点，故临床上称为动风。《黄帝内经》云："诸风掉眩，皆属于肝……诸暴强直，皆属于风。"诸，作"众"字解，而不作"凡"字解，表示不定的多数。皆，乃"同"字之义，也只作"多数"解。属，近也，言有关之意，不必释为"隶属"。在《素问·至真要大论》所载"病机十条"中的"诸""皆""属"的意义皆同此。掉者，即振掉，动摇之意。眩者，指昏乱旋转，即头晕目眩之谓。暴，猝然也。强直，谓筋脉强劲不柔和，体直而不能屈伸。此句说明筋脉挛急不得屈伸、震颤、眩晕等临床表现不仅与风邪为病同类，而且与肝相关。

（二）内风的病理表现

风气内动有虚实之分，主要有热极生风、肝阳化风、阴虚风动、血虚生风等。

1. 热极生风　又称热甚动风，多见于热性病的极期，由于邪热炽盛，煎灼津液，伤及营血，燔灼肝经，使其筋脉失其濡养，阳热亢盛则化而为风。其以高热、神昏、抽搐痉厥、颈项强直、角弓反张、目睛上吊等为临床特征。

2. 肝阳化风　多由于情志所伤，操劳过度，耗伤肝肾之阴，以致阴虚阳亢，水不涵木，浮阳不潜，久之则阳愈浮而阴愈亏，终至阴不制阳，肝之阳气升而无制，便亢而化风，形成风气内动。如《临证指南医案》曰："内风乃身中阳气之变动。"该证轻则可见筋惕肉𝄽、肢麻震颤、眩晕欲仆，或为口眼歪斜，或为半身不遂，甚则血随气逆而发猝然仆倒，或为闭厥，或为脱厥。

3. 阴虚风动　多见于热病后期，阴津亏损，或由于久病耗伤，阴液大亏所致。其主要病机是阴液枯竭，无以濡养筋脉，筋脉失养，则变生内风，此属虚风内动。临床可见筋挛肉𝄽、手足蠕动，以及阴液亏损之候。阴虚风动在病机和临床表现等方面与肝阳化风、热极生风是有区别的。

4. 血虚生风　多由于生血不足或失血过多，或久病耗伤筋脉营血、肝血，筋脉失养，或血不荣络，则虚风内动。临床可见肢体麻木不仁、筋肉跳动，甚则手足拘挛不伸以及阴血亏虚之征。

此外，内风尚有血燥生风，此多由久病耗血，或年老精亏血少，或长期营养缺乏，生血不足，或瘀血内结，新血生化障碍所致。其病机是津枯血少，失润化燥，肌肤失于濡养，经脉气血失于和调，于是血燥动而生风。临床可见皮肤干燥或肌肤甲错，并有皮肤瘙痒或落屑等症。

二、寒从中生

（一）内寒的含义

寒从中生，又称内寒。内寒，是机体阳气虚衰，温煦气化功能减退，虚寒内生的病理状态。

内寒的形成多因阳气亏虚，阴寒内盛，机体失于温煦而成。内寒与脾肾阳气不足有关。脾为后天之本，为气血生化之源，脾阳能达于肌肉四肢；肾阳为人身阳气之根，能温煦全身脏腑组织。故脾肾阳气虚衰，则温煦失职，最易表现虚寒之象，而尤以肾阳虚衰为关键。如《素问·至真要大论》说："诸寒收引，皆属于肾。"

阳虚阴盛之寒从中生，与外感寒邪或恣食生冷所引起的寒证，即"内寒"与"外寒"之间不仅有所区别，而且还有联系。其区别是，"内寒"的临床特点主要是虚而有寒，以虚为主；"外寒"的临床特点则主要是以寒为主，且多与风邪、湿邪等相兼为病，或许亦可因寒邪伤阳而兼虚象，但仍以寒为主。两者之间的主要联系是，无论是"内寒"还是"外寒"，侵犯人体，必然会损伤机体阳气，而最终导致阳虚；而阳气素虚之体，则又因抵御外邪能力低下，易感寒邪而致病。

（二）内寒的病理表现

气主煦之，阳虚则阴盛，机体阳气不足，阴寒内盛，失于温煦机体的作用，使脏腑组织表现为病理性功能减退，以冷（畏寒、肢冷）、白（面白、舌苔白）、稀（分泌物和排泄物质地清稀，如痰液稀白、大便稀薄）、润（舌润、口不渴）、静（精神状态安静、喜卧）为临床特点，其中以"冷"为最基本的特征。

阳气虚衰，寒从中生的病理表现主要有两个方面。一是温煦失职，虚寒内生，呈现面色苍白、形寒肢冷等阳热不足之象；或因寒性凝滞，其性收引，使筋脉收缩，血行迟滞，而现筋脉拘挛、肢节痹痛等。二是阳气不足，气化功能减退或失司，水液不得温化，从而导致阴寒性病理产物的积聚或停滞，如水湿、痰饮之类，以致尿、痰、涕、涎等排泄物澄沏清冷，或大便泄泻，或水肿等。故《素问·至真要大论》有云："诸病水液，澄沏清冷，皆属于寒。"

此外，不同脏腑的阳虚内寒病变，其临床表现也各有不同。如心阳虚则心胸憋闷或绞痛，面青唇紫等；脾阳虚则便溏泄泻；肾阳虚则腰膝冷痛，下利清谷，小便清长，男子阳痿，女子宫寒不孕等。

三、湿浊内生

（一）内湿的含义

湿浊内生，又称"内湿"，是指由于脾的运化功能（运化水谷和水湿）和输布津液的功能障碍，从而引起水湿痰浊蓄积停滞的病理状态。由于内生之湿多因脾虚，故又称为脾虚生湿。

内湿的产生，多因素体肥胖，痰湿过盛，或因恣食生冷，过食肥甘，内伤脾胃，致使脾失健运不能为胃行其津液，津液的输布发生障碍所致。水液不化，聚而成湿，停而为痰，留而为饮，积而成水。因此，脾的运化失职是湿浊内生的关键。故《素问·至真要大论》云："诸湿肿满，皆属于脾。"

脾主运化有赖于肾阳的温煦和气化。因此，内湿不仅是脾阳虚津液不化而形成的病理产物，且与肾有密切关系。肾主水液，肾阳为诸阳之本，故肾阳虚衰必然影响脾之运化而导致湿浊内生。反之，由于湿为阴邪，湿胜则可损伤阳气。因此，湿浊内困日久，必损及脾阳、肾阳，而致阳虚湿盛之证。

内湿为水液代谢失调的病理产物，虽与肺、脾、肾功能失调均有关，但与脾的关系最为密切。湿从内生，聚而为患，或为泄泻，或为肿满，或为痰饮。内湿的临床表现以脾胃症状为主。湿留于内，可因体质、治疗等因素而有寒化、热化之分。

此外，外感湿邪与内生湿浊，在其形成方面虽然有所区别，但二者亦常相互影响。湿邪外袭每易伤脾，脾失健运则滋生内湿。故临床所见，脾失健运，或内湿素盛之体，亦每易外感湿邪而发病。

（二）内湿的病理表现

湿性重浊黏滞，多阻遏气机，故其临床表现常可随湿邪阻滞部位的不同而各异。如湿邪留滞经脉之间，则症见头重如裹、肢体重着，也可出现颈项强急、屈伸不利等，即所谓"诸痉项强，皆属于湿"（《素问·至真要大论》）。痉病是以项背强急、四肢抽搐，甚至角弓反张为主要表现的疾病。风寒湿邪侵袭人体，壅阻经络，可以致痉，故湿为痉病原因之一。湿犯上焦，则胸闷咳喘；湿阻中焦，则脘腹胀满、食欲不振、口腻或口甜、舌苔厚腻；湿滞下焦，则腹胀便溏、小便不利；水湿泛溢于皮肤肌腠，则发为水肿。湿浊虽可阻滞于机体上、中、下三焦的任何部位，但以湿阻中焦脾胃为主，因此脾虚湿困常是必见之证。

四、津伤化燥

（一）内燥的含义

津伤化燥，又称"内燥"，是指机体津液不足，人体各组织器官和孔窍失其濡润，因而出现干燥枯涩的病理状态。其多因伤阴耗液，或大汗、大吐、大下，或亡血失精导致阴亏液少，以及某些热性病过程中的热邪伤阴或湿邪化燥等所致。由于津液亏少，不足以内溉脏腑，外润腠理孔窍，从而燥热便由内而生，故临床多见干燥不润等病变。所以《素问·阴阳应象大论》有云："燥胜则干。"

一般来说，阴津亏损可产生内燥，而实热伤津亦可导致燥热内生。内燥病变可发生于各脏腑组织，尤以肺、胃及大肠为多见。因为肺为燥金之脏，主气，司全身精血津液的敷布。肺气虚弱，则水精不能四布而化燥，其病属虚。大肠为燥金之腑，主津，故肠胃实热，灼伤津液，亦常致燥，其病多属于实。此外，肾总司一身的气化活动，若肾的气化失常，津液不布，也可以导致内燥。

（二）内燥的病理表现

内燥病变，临床多见津液枯涸的阴虚内热之证，如肌肤干燥不泽、起皮脱屑、口燥咽干唇焦、舌上无津甚或光红龟裂、鼻干目涩、爪甲脆折、大便燥结、小便短赤等燥热之象。如以肺燥为主则兼见干咳无痰，甚则咯血；以胃燥为主时，则胃阴不足，可伴见舌光红无苔；若系肠燥，则兼见便秘等症。故刘河间说："诸涩枯涸，干劲皲揭，皆属于燥。"（《素问玄机原病式》）劲，指筋脉劲急；皴，指皮肤干裂；揭，指口唇干裂揭起。总之，"干"是内燥的病理特点。

五、火热内生

（一）内火的含义

火热内生，又称"内火"或"内热"，是指由于阳盛有余，或阴虚阳亢，或气血郁滞，或病邪郁结，而产生的火热内扰、功能亢奋的病理状态。

（二）内火的病理表现

阳气过盛化火：人身之阳气在正常的情况下具有养神柔筋、温煦脏腑组织的作用，中医学称之为"少火"。但是在病理情况下，若阳气过亢，功能亢奋，必然使物质的消耗增加，以致伤阴耗液。此种病理性的阳气过亢则称为"壮火"。中医学又认为"气有余便是火"。

邪郁化火：邪郁化火包括两方面的内容：一是外感六淫风、寒、燥、湿等病邪，在病理过程中，皆能郁滞而从阳化热化火，如寒郁化热、湿郁化火等；二是体内的病理性代谢产物（如痰、瘀血）和食积、虫积等，均能郁而化火。邪郁化火的主要机理，实质上也是由于这些因素导致机体阳气郁滞，气郁则生热化火，实热内结所致。

五志过极化火：又称"五志之火"，多指由于精神情志的刺激影响了机体阴阳、气血和脏腑生理的平衡，造成气机郁结，气郁日久而从阳化热，因之火热内生。如情志内伤，抑郁不畅，则常能导致肝郁气滞，气郁化火，发为"肝火"。

阴虚火旺：此属虚火，多由于精亏血少，阴液大伤，阴虚阳亢，则虚热虚火内生。一般来说，阴虚内热多见全身性的虚热征象，而阴虚火旺，其临床所见火热征象则往往较集中于机体的某一部位。如阴虚而引起的牙痛、咽痛、口干唇燥、午后颧红等，均为虚火上炎所致。

总之，火热内生的病理不外虚实两瑞。实火者，多源于阳气有余，或因邪郁化火，或因五志化火等，其病势急速，病程较短，多现壮热、面赤、口渴喜冷、小便黄赤、大便秘结、舌红苔黄燥、脉洪数，甚则狂燥昏迷等症。

虚火多由于精亏血少，阴虚不能制阳，虚阳上亢所致。其病势缓慢，病程较长，临床主要特征为五心烦热、午后颧红、失眠盗汗、口燥咽干、眩晕耳鸣、舌红少苔、脉数细等。

火热证的共同特点是热（发热，恶热，喜冷）、赤（面赤、目赤、舌红）、稠（分泌物和排泄物如痰、涕、白带黏稠）、燥（口渴、咽干、便燥）、动（神情烦躁，脉数）。至于各脏腑之火，请详见于脏腑病机相关内容，本节从略。

总之，因脏腑功能紊乱亦可产生风、寒、湿、燥、火热等病理现象，称为内生六气。与外感六淫相对，其因火热同性，合而为一，故又称内生五气。内生五气以风、火、湿为重点。

内风与肝有关，虽有虚实之分，除热极生风属实外，余者，肝阳化风、阴虚风动、血虚生风等皆属于虚。肝阳化风和阴虚风动的病理基础均为肝肾阴虚。但肝阳化风多见于内伤杂病之中，以水不涵木，阴虚阳亢，上盛下虚为特征。而阴虚风动多见于温热病后期，真阴亏损，肝失所养，精血不足，邪少虚多，虚风内动，故临床上以手足蠕动或瘛疭，伴有神倦、心中澹澹大动、齿黑、舌绛少苔、脉虚等为特征。而血虚生风，因血不养筋，故以麻木、肉瞤、筋挛为特征，不若肝阳化风之抽搐、震颤和阴虚风动之手足蠕动或瘛疭。

火热内生，也是临床上比较常见的病理现象。内火有虚实之分，通过脏腑的阴阳调而表现出来。虚火和实火的主要区别在于：虚火有明显的阴虚内热之征，热象较实火为缓和，伤津不显著，结合临床不难区别。

【文献摘录】

风气内动：

《临证指南医案》："内风，乃身中阳气之变动。肝为风脏，因精血衰耗，水不涵木，木少滋荣，故肝阳偏亢，内风时起。"

《重订通俗伤寒论》："血虚生风者，非真有风也，实因血不养筋，筋脉拘挛，伸缩不能自如，故手足瘛疭，类似风动，故名曰内虚暗风，通称肝风。温热病末期多见此证者，以热伤血液故也。"

寒从中生：

《景岳全书》："阳不足，则阴乘之，其变为寒。故阴胜则阳病，阴盛为寒也……阳虚则外寒，寒必伤阳也……寒在里者，为冷咽肠鸣，为恶心呕吐，为心腹疼痛，为恶寒喜热。寒在上者，为吞酸，为膈噎，为饮食不化，为嗳腐胀哕。寒在下者，为清浊不分，为鹜溏痛泄，为阳痿，为遗尿，为膝寒足冷。"

湿浊内生：

《临证指南医案》："湿为重浊有质之邪，若从外而受者，皆由地中之气升腾；内而生者，皆由脾阳之不运……湿从内生者，必其人膏粱酒醴过度，或嗜茶汤太多，或食生冷瓜果及甜腻之物。治法总宜辨其体质阴阳，斯可知寒热虚实之治。"

"湿病有外因、内因之不同，湿热、寒湿之区别……内因之湿，有由于饮食者，则酒酪炙煿，有由于停积者，则生冷瓜果，多伤人脏腑脾胃者也。其见证也，在肌表则为发热，为恶寒，为自汗；在经络则为痹重，为筋骨疼痛，为腰痛不能转侧，为四肢痿弱酸痛；在肌肉则为麻木胕肿；为黄疸，为按肉如泥；在脏腑则为呕恶胀满，为小水秘涩黄赤，为大便泄泻，为后重癞疝等证。"

津伤化燥：

《杂症会心录》："内伤之燥，本于肾水之亏、精血之弱、真阴之涸。在肺则清肃之令不行，咳逆口渴，皮聚毛落矣。在肝则将军之性不敛，胁痛暴怒，筋急拘挛矣。在脾则生血之源不运，蓄瘀便结，皮肤不泽矣。欲治其燥，先贵乎润。"

《杂病源流犀烛》："夫阳明燥金，乃肺与大肠之气也。故燥之为病，皆阳实阴虚，血液衰耗所致。条分之，虽有风燥、热燥、火燥、气虚燥之殊，要皆血少火多之故。是以外则皮肤皱揭，中则烦渴，上则咽鼻干焦，下则溲赤便难。阳有余而阴不足，肺失清化之源，肾乏滋生之本，痿消噎挛，皆本于此。"

火热内扰：

《类证治裁》："火多属内因……有实火、虚火、湿火、郁火、阴火、五脏六腑火、游行不归经之火……虚火，饮食劳倦，内生虚热，此伤脾阳也……思虑房劳，血虚火亢，此伤肾阴也……肾阴虚极，火升烦渴，舌刺脉洪，此虚阳无附也……产后阴伤发热，口渴面红，为无根之火。"

《医学入门》："外因，邪郁经络，积热脏腑，此为有余之火。内因，饮食情欲，气盛似火，此为有余中不足。阴虚火动，乃不足之火，大要以脉弦数有力为虚火，实大有力为实火。"

【参考文献】

[1] 欧阳锜. 略论气与火 [J]. 江苏中医, 1966（3）: 2.

[2] 吴华强. 对火的几点看法 [J]. 中医药学报, 1980（3）: 58.

[3] 史兰华. 关于火的探讨 [J]. 山东中医学院学报, 1982（4）: 12.

[4] 吴宗柏. 试论湿与临床的关系 [J]. 云南中医杂志, 1980（3）: 17.

[5] 肖钦朗. 湿证浅探 [J]. 福建中医药杂志, 1981（1）: 41.

【复习思考题】

1. 试述内风的原因及其病理机制。

2. 内寒与哪些脏腑有关？其主要病理特点是什么？

3. 何谓内湿？内湿是怎样形成的？为什么内湿主要与脾有关？

4. 内燥的原因如何？内燥最易累及哪些脏腑？为什么？

5. 什么叫"五志化火""五气化火""气有余便是火"？内风是怎样形成的？临床上怎样区别实火和虚火？

第五节　经络病机

　　经络，是人体脏腑与体表肌肤、四肢、五官九窍相互联系的通道，具有运行气血、传递信息、沟通机体表里上下内外、调节各脏腑组织生理功能等作用。经络病机，即指致病因素直接或间接作用于经络系统而引起的病理变化，主要表现为联系功能、气血运行及信息传导的异常。由于经络内属脏腑，外络肢节，当人体感受外邪或由于其他因素而导致气血失调时，经络及其所络属的脏腑必然会产生相应的病理变化。因此，学习经络病理，应与脏腑气血病机相互参照。

　　经络所反映出来的病理变化，一方面与各经脉所络属的脏腑的病理变化有关，另一方面与各经脉的循行路径和经脉气血道行通达与否也有关。

一、经脉循行

　　经脉各有不同的循行路径。当致病因子侵袭机体后，机体的生理功能发生异常变化，经络就会通过它所循行的有关部位，反映出各种症状和体征来。例如，手阳明大肠经起于食指末端桡侧，沿食指桡侧上行，循臂入肘，上肩，其分支从缺盆（锁骨窝）向上到颈，贯颊，入下齿中，还出挟口，交人中。所以当手阳明大肠经有了病变，就可能出现齿痛、颈肿、肩胛及上臂痛、食指活动不灵活等，甚至出现红肿灼热或寒冷感等。因此，在学习中应当熟悉各经脉的主要病证（详见本节的文献摘录）。

二、经脉络属

十二经脉与五脏六腑皆有一定的络属关系。因此，十二经脉有病就会影响到相应的脏腑，从而出现脏腑的病理变化。如足太阴脾经入腹属脾络胃，并与心、肺及肠有直接联系。是故太阴脾经有病，则会引起脾胃升降失常、纳运失职之候，如胃脘痛、呕恶、纳食减少、腹胀便溏、完谷不化、黄疸、肿胀等。又如足少阴肾经属肾络膀胱，并与肝、肺、心等脏有直接联系，所以足少阴经有病，就可出现水肿、泄泻、腹胀、阳痿，以及眩晕、目视模糊、气短、心烦等。所以在临床上分析经络的病理变化，必须与它所络属的脏腑联系起来。

三、经气虚实

经络气血的虚实，是经络病理变化的一种反映。

经络的气血偏盛，可引起与其络属的脏腑、组织、器官的功能过亢，破坏各经络、脏腑生理功能的协调平衡而发病。经络的气血偏衰，则能引起与其络属的脏腑、组织、器官的生理功能减退而发病。如足阳明胃经的病变，其经气盛则身热、消谷善饥、小便黄赤、癫狂等；其经气虚，则现寒栗、肠鸣胀满及足痿、胫枯等。

四、经气郁滞

在正常情况下，经气通达则经脉气血的运行畅达。

经络的气血运行不畅，是由于经气不利而影响到气血的运行，常可累及其所络属之脏腑以及经络循行部位的生能功能。例如，表证常有遍身肌肉酸痛的症状，就是由于外邪束表，机体浅表经络经气不畅所致；

足厥阴肝经的经气不利，常是形成胁痛、瘿瘤、梅核气、乳房结块的主要原因。

五官孔窍，乃五脏之外窍，故经气不畅也常影响到孔窍，出现相应的症状。如肝开窍于耳，肝郁化火，经气郁滞，则现目赤肿痛等；肾之经气不能上充于耳，则出现耳聋等。

此外，情志的变化也常常影响到经脉气血的运行，出现不同的病理变化。如抑郁伤肝，肝失疏泄，常可出现胁痛；思虑伤脾，脾之经气失畅，则出现不思饮食等。

此外，经气不利又是某一经络气滞血瘀的主要成因。如《难经·二十二难》云："经言是动者，气也；所生病者，血也……气留而不行者，为气先病也；血壅而不濡者，为血后病也。故先为是动，后所生病也。"这就是说，在经络病变中，最早出现的是经气不利，气血运行不畅，然后才会导致血瘀等病变。

五、经气逆乱

经络的气血逆乱，主要是由于经气的升降逆乱而影响气血的正常运行，导致气血的上逆或陷下而致病；反之，气血的运行失常，亦必然导致经气的逆乱。二者常互为因果。

经络的气血逆乱，多引起人体阴阳之气不相顺接，而发为厥逆。如《素问·厥论》说："巨阳之厥，则肿首头重，足不能行，发为眴仆。"厥，即经气逆乱，阴阳之气不相顺接而厥逆。由于足太阳膀胱经脉起于目内眦，上额交颠入络脑，故足太阳经的经气逆乱，则气血循经上涌而致头重肿胀。足太阳经其下行之脉合腘中，贯踹内，其经气逆上则下虚，故足不能行走，甚则发为眩晕跌扑，昏不知人。

经络的气血逆乱又可导致与其络属的脏腑生理功能发生紊乱。如《灵枢·经脉》在论述足太阴之别的功能逆乱时说"厥气上逆则霍乱"，即足太阴经的经气逆乱可以导致脾胃功能的紊乱，以致清气不升而为泄泻，浊气不降而上逆为呕，清浊混淆而发为霍乱吐泻。

另外，经气的逆乱又是导致出血的原因之一。如气火上逆所致的咯血、吐血、衄血，实质上也与经气上逆有关。如肝火犯肺所致的咯血，实际上即是通过肝经的火热引发经气逆乱，上犯于肺所致；阳明热盛时的鼻衄，也是阳明经的经气逆乱所致。

六、经气衰竭

经络的气血衰竭，是指由于经气的衰败而至终绝，气血也随之衰竭而出现的生命垂危现象。由于各经循行部位不同，所属脏腑的功能各异，故各经的气血衰竭时所出现的证候亦各有特点。如《素问·诊要经终论》说"太阳之脉，其终也，戴眼，反折，瘛疭，其色白，绝汗乃出，出则死矣。"足太阳膀胱经，起于目，行于背，其气外营一身之表，故太阳经气衰竭则目失其系而戴（眼睛上视，不能转动），筋失其养而挛抽，卫外无能而绝汗出。由于十二经脉之经气是相互衔接的，所以，一经气绝，十二经气亦随之而绝。临床上通过观察经络气血衰竭的表现，可以判断病变的发展和预后。

【文献摘录】

一、十二经脉的病候

（一）手太阴肺经病候

以下内容摘自《针灸学》（1974年，人民卫生出版社）。

1. **外经病候**　怕冷发热，无汗或汗出，鼻塞，头痛，锁骨窝疼痛，胸痛，或肩背痛，手臂冷痛。

2. **内脏病候**　咳嗽，哮喘，气急，胸部满闷，吐痰涎，咽喉干燥，尿色改变，心烦，或见唾血，手心发热，有时可兼见腹胀满，大便溏泄。

（二）手阳明大肠经病候

1. **外经病候**　发热，口燥渴，咽喉肿痛，鼻衄，牙齿痛，目赤痛，颈肿，肩胛及上臂痛，或红肿灼热，有寒冷感，手食指活动不便。

2. **内脏病候**　脐腹疼痛，或腹痛走窜无定处，肠鸣，大便溏泄，或排出黄色黏腻物，有时可兼见气急喘逆。

（三）足阳明胃经病候

1. **外经病候**　发高热或疟疾，面赤，汗出，神昏谵语，狂躁，有的有怕冷感，或目痛，鼻干燥及衄血，唇口生疮，喉痛，颈肿，或口唇歪斜，以及胸膺疼痛，腿足红肿疼痛或腿足发冷。

2. **内脏病候**　腹部膨大，胀满，水肿，或睡卧不安，或癫狂，并可见消谷善饥，尿色发黄。

（四）足太阴脾经病候

1. **外经病候**　头重，体重，身热，肢倦乏力，或额、颊部疼痛，舌屈伸不利，或四肢肌肉瘦削，亦可出现腿膝内侧寒冷感，或腿足浮肿。

2.**内脏病候** 胃脘疼，大便溏泄，或完谷不化，肠鸣，呕恶，腹部痞块，纳食减少，或黄疸，或腹满肿胀，小便不利。

（五）手少阴心经病候

1.**外经病候** 身热，头痛，目痛，臑臂疼痛，咽干，口渴引饮，手心热痛，或手足逆冷，或肩胛及前臂内侧痛。

2.**内脏病候** 心痛，胸胁支满疼痛，胁下痛，心烦，气急，卧不安，或眩晕昏仆，或精神失常。

（六）手太阳小肠经病候

1.**外经病候** 口舌糜烂，额颊部疼痛，咽痛多泪，颈项强直，肩臂外侧疼痛。

2.**内脏病候** 少腹胀痛，痛连腰部，少腹痛引睾丸，大便泄泻，或腹痛有燥屎，便闭不通。

（七）足太阳膀胱经病候

1.**外经病候** 寒热，头痛项强，腰肩疼痛，鼻塞，目痛多泪，或大腿、膝腘、小腿及脚痛。

2.**内脏病候** 少腹胀痛，小便不利，闭癃，或遗尿，或神志失常，或见角弓反张。

（八）足少阴肾经病候

1.**外经病候** 背脊疼痛，腰痛，两足逆冷，足痿无力，或口干，咽痛，或髀部及腿部后面疼痛，并可见足疼痛。

2.**内脏病候** 眩晕，面部浮肿，面色灰暗，目视模糊，气短，气促，嗜睡或心烦，大便溏泄，久泄，或大便艰涩，并可见腹胀，呕恶，或阳痿。

（九）手厥阴心包经病候

1. **外经病候**　头项强直，手足痉挛，面赤，或目痛，腋下肿，肘臂部拘挛不能屈伸，或手心热。

2. **内脏病候**　谵语，昏厥，心烦，胸胁满闷，舌不能言，或心悸不宁，或心痛，并可见喜笑不休等精神失常之征。

（十）手少阳三焦经病候

1. **外经病候**　咽喉肿痛，腮颊部疼痛，目赤痛或耳聋，或耳后、肩臂外侧部疼痛。

2. **内脏病候**　腹部胀满，少腹硬满，小便不通，尿频尿急，皮肤虚浮，水肿，遗尿。

（十一）足少阳胆经病候

1. **外经病候**　寒热往来，头痛，疟疾，面色灰暗，目痛，额痛，腋下肿，瘰疬，耳聋，髀部或腿、膝疼痛。

2. **内脏病候**　胁助疼痛，呕吐，口苦，胸痛。

（十二）足厥阴肝经病候

1. **外经病候**　头痛，眩晕，视物模糊，耳鸣，或发热，甚则手足痉挛。

2. **内脏病候**　胁肋胀满，疼痛，有癥块，胸部满闷，腹痛，呕吐，或黄疸，或见梅核气，以及飧泄，小腹痛，疝气，遗尿，癃闭，小便色黄。

二、奇经八脉病候

以下内容摘自《针灸大全》。

1. **督脉** 手足拘挛，震颤，抽搐，中风不语，痫疾，癫狂，头部疼痛，目赤肿痛，流泪，腿膝腰背疼痛，颈项强直，伤寒，咽喉或牙齿肿疼，手足发麻，破伤风，盗汗等。

2. **任脉** 痔疾，便泄，痢疾，疟疾，咳嗽，吐血，溺血，牙痛，咽肿，小便不利，胸脘腹部疼痛，噎膈，产后中风，腰痛，死胎不下，脐腹有寒冷感，呕吐，呃逆，乳痛，崩漏下血等。

3. **冲脉** 心脘疼痛，胸脘满闷，结胸，反胃，酒食积聚，肠鸣，大便溏泄，噎膈，气急，胁胀，脐腹痛，肠风便血，疟疾，胎衣不下，生后昏迷等。

4. **带脉** 中风手足瘫痪，肢体痛麻拘挛，发热，头风痛，颈项颊肿，目赤痛，齿痛，咽痛，咽肿，头眩，耳聋，皮肤风瘙痒，筋脉牵引不舒，腿痛，胁肋疼痛等。

5. **阴跷脉** 咽喉气塞，小便淋漓，膀胱气痛，肠鸣，肠风下血，吐泻，反胃，大便艰难，难产，昏迷，腹中积块，胸膈嗳气，梅核气，黄疸等。

6. **阳跷脉** 腰背强直，腿肿，恶风，自汗，头痛，雷头风，头汗出，目赤痛，眉棱骨痛，骨节疼痛，手足麻痹，拘挛，厥逆，吹乳，耳聋，鼻衄，遍身肿满等。

7. **阴维脉** 胸脘满闷痞胀，肠鸣泄泻，脱肛反胃噎膈，腹痞块坚横，胁肋攻掌疼痛，妇女胁痛，心痛，结胸，伤寒，疟疾等。

8. 阳维脉 伤寒发热汗出，肢节肿痛，头项疼痛，眉棱骨痛，手足热，发麻，背筋骨疼痛，四肢不遂，盗汗，破伤风，膝部有寒冷感，脚跟肿，目赤痛等。

【参考文献】

［1］陈佑邦 . 我对经络的形成与病候关系的初步认识［J］. 江苏中医，1958（2）：9.

［2］杨绍铭 . 从辨证论治进一步探讨经络［J］. 浙江中医杂志，1958（2）：121.

［3］蒋其学 . 经络学说与辨证论治［J］. 哈尔滨中医，1962（45）:8.

［4］李洁英 . 关于经络病候的探讨［J］. 上海中医药杂志，1962（6）：20.

【复习思考题】

1. 试述经络循行、络属与经络病机的关系。
2. 试述经气虚实、郁滞、逆乱与经络病机的关系。

第六节　脏腑病机

脏腑病机，是指疾病在发生、发展过程中，脏腑正常的生理功能失调的机理。任何疾病的发生，无论是外感还是内伤，都势必造成生理功能的紊乱和脏腑阴阳气血的失调。因此，脏腑失调的病机，在病机理论中占有重要的地位，是辨证论治的主要理论依据。

疾病发生后，患病机体势必出现一系列的病理反应及临床表现。一般来说，这些病理反应或临床表现不是孤立存在的，而是存在有机的内在联系，并共同反映着人体发生疾病时的邪正盛衰、阴阳失调、气血失调以及升降失常等情况。但若要确切判断病变的部位、性质及其对机体功能活动的影响，则必须结合具体脏腑进行病机分析，才能保证其具有较强的针对性。因此，研究脏腑病机对于进行临床辨证论治具有非常重要的现实意义。

脏腑病机学说理论源于《黄帝内经》。《素问·至真要大论》的"病机十九条"，即"诸风掉眩，皆属于肝；诸寒收引，皆属于肾；诸气膹郁，皆属于肺；诸湿肿满，皆属于脾；诸热瞀瘛，皆属于火；诸痛痒疮，皆属于心……"奠定了脏腑病机的理论基础。张仲景以此理论为依据，将其具体应用于防治脏腑疾病的传变，如在《金匮要略》中提出了"见肝之病，知肝传脾，当先实脾"的论点，为脏腑失调的病机理论奠定了基础。其后，华佗的《中藏经》、孙思邈的《备急千金要方》、钱乙的《小儿药证直诀》、张元素的《脏腑标本寒热虚实用药式》、李东垣的《脾胃论》、朱丹溪的《格致余论》、赵献可的《医贯》、张景岳的《景岳全书》《类经》，以及唐容川的《血证论》等，均对脏腑病机学说有所阐发。

人体是一个有机的整体，人体各脏腑之间在生理上是密切联系的，在病理上也是相互影响的。任何一个脏腑发生病变，都会影响到整个功能系统，而使其他脏腑产生病理改变。脏病及脏，脏病及腑，腑病及脏，腑病及腑，这种脏腑组织之间病变的转移变化，称为"传变"，又称"传化"。因此，在研究脏腑病机时，不仅要注意脏腑本身的病理变化，而且要重视脏腑之间的病理传变规律。

一、五脏病机

五脏的阴阳、气血，是全身阴阳、气血的重要组成部分。气属于阳，血属于阴。气和阳，均有温煦和推动脏腑生理活动的作用，故阳与气合称为"阳气"；血和阴，均有濡养脏腑组织和宁静精神情志的作用，故阴与血合称为"阴血"。但是，从阴阳、气血和各脏生理活动的关系来说，则阳和气、阴和血又不能完全等同。一般来说，五脏的阴阳代表着各脏生理活动的功能状态是兴奋还是抑制，是上升或发散还是下降或闭藏。脏腑的气血是脏腑生理活动的基础，同时还具有重要的固摄作用。

各脏之阴阳，皆以肾阴肾阳为根本，因此，各脏的阴阳失调，久必及肾；各脏之气血，均来源于水谷精微，脾主运化，为气血生化之源，故各脏气血之亏虚与脾的功能有密切关系。每一脏的生理功能各有其特点，故各脏的阴阳失调和气血失调并不完全相同，尚存在一定的差异。

（一）心

1.心的生理病理特点 心藏神，为五脏六腑之大主，又主血属营而外合周身之脉。心脏阴阳调和，血借气行，气赖血养，气血周流全身，洒陈于五脏六腑，灌溉于四肢九窍，使人体各脏腑组织生生不息。心脏气血充足，心神得养，则心神健旺清明，自能镇中枢以驭四旁，使各脏腑既分工又合作，借以维持人体正常的生命活动。心包络为心之外卫，具有保护心脏、防御外邪的作用。心在脏腑中是一个重要的内脏，有"君主之官"之称。心的主要生理功能是主血脉和主神志，这是心阴、心阳和心气、心血协同作用的结果。因此，心的任何病变均可出现血脉运行异常和精神情志改变等病理变化。这些病理化变的出现，均是心之阴或阳、气或血的失调所致。因此，心的阴阳、气血失调，乃是心脏病变的内在基础。

2. 心的基本病理变化　因阴与阳、气与血对心主血脉和心藏神等生理功能的作用不同，因而心的阴阳、气血失调所引起的病理变化也不尽一致。

（1）心阳、心气失调：心气虚和心阳虚为心的阳气不足，而心火炽盛和痰火扰心则属心之阳气偏盛，前者为虚，后者为实。

1）心的阳气偏衰：心气虚和心阳虚为其基本病理变化，而又以心气虚为基础。

①心气虚：多因久病体虚，或年高脏气衰弱，或汗下太过损伤气血等原因而形成。心主血脉，气为血帅，心气不足，鼓动力弱，血脉失于充盈，气血不能正常运行，故以心悸气短、动辄尤甚、肢倦神疲等症为重要临床特征。因心气通于肺，肺又能助心行血。宗气不足，不能贯心肺而行血，故肺气虚可累及于心而致心肺气虚，以心悸怔忡、咳嗽气短为主要临床表现。

②心阳虚：多系心气虚进一步发展而来，亦可由寒湿、痰饮之邪阻

抑心阳等原因所致。其病理变化主要表现在心神不足、血脉凝滞、心阳暴脱、心肾阳虚等方面。

心神不足：由于心主神志的生理功能失去了阳气的鼓动和振奋，以致精神意识、思维活动减弱，易于抑制而难以兴奋，造成心神不足，故出现神疲萎靡、神思衰弱、反应迟钝、迷蒙多睡、声低懒言等。

血脉凝滞：心阳不足，虚寒内生，寒则血凝。故心阳不足，心主血脉功能减退，血行不畅而致血瘀，甚则瘀血阻遏心脉，形成心血瘀阻之候，以心悸怔忡、心前区憋闷刺痛、形寒肢冷为主要临床表现。

心阳暴脱：此为心气虚、心阳虚恶化而成。临床可见四肢厥逆、神志昏糊、大汗淋漓、脉微欲绝等阳气欲脱之危象。

心肾阳虚：心肾相交，肾阳为心阳之本，故心阳虚和肾阳虚两者在病理上互相影响而并见，终致心肾阳虚，从而出现心悸、尿少、水肿等症。

心气虚和心阳虚，均能影响心主血脉和心藏神的功能。但前者虚而无寒象，后者虚而有寒象。前者血行无力，后者血行瘀阻。故心阳虚是寒而且瘀，与心气虚不同。至于心阳暴脱则是亡阳之证。

2）心的阳气偏盛：主要包括心火炽盛和痰火扰心两个方面。其多因邪热、痰火内郁而成，其病属实、属热。

①心火炽盛：火热之邪内侵，或情志之火内发，或脏腑功能失调而生内火等，均可导致心火炽盛。心火炽盛的主要病理变化包括心火扰神、心火上炎与下移、血运逆常。

火心扰神：火气通于心，心火内炽，扰于心神，则心神失守，每见心烦失眠、谵妄狂乱、神志不清等。

心火上炎与下移：舌为心之苗，火性炎上，心火循经上炎，可见舌尖红赤烂痛、口舌生疮等。心与小肠相表里，心移热于小肠，往往可见小便黄赤、尿血、尿频、尿急、尿道灼热疼痛等。

血运逆常：血得热则行，火热入血，可使血行加速，所谓"脉流薄疾"，临床上多见心悸、舌红绛、脉数等。若热迫血行，则会使血溢于脉外，出现各种出血之候。

②痰火扰心：亦称痰火扰神，是指火热痰浊扰乱心神而神志不宁的病理变化。其病机特点为痰火内停、神志异常，其病变性质为实为热。

（2）心阴、心血的失调：主要表现为心血亏损、心阴不足和心血瘀阻等方面，现分述如下。

1）心血亏损：多由于失血，或血液生化不足，或情志内伤，耗损心血等所致。心血不足，则血脉空虚而心无所主，可见脉细无力；血虚不能滋养心神则神志衰弱，甚则神思恍惚；血虚不能涵敛心阳，阳不入阴，则神不守舍，而见失眠多梦；血虚，心失所养，则心悸不安；血虚不能上荣于面，可见面色苍白无华、舌色不荣等病理表现。

心主血，脾生血统血，故心血亏损必及于脾，导致心脾两虚；又肝藏血赖心血以养，心血不足，无以养肝，从而形成心肝血虚的病理结局。心脾两虚以心血不足，脾失健运，气血双亏之征为特点。心肝血虚，则以心血不足和肝血损虚，不能养筋养目为特征。

2）心阴不足：即心阴虚，多由劳心过度，久病失养，耗伤心阴；或情志内伤，心阴暗耗；或心肝火旺，灼伤心阴等所致。心阴虚则阴不制阳，心阳偏亢，阴虚阳盛，则虚火内生，而见五心烦热。由于阴的宁静作用能收敛阳气的浮动，影响心主神志的功能，故心阴虚可见神志不宁或虚烦不得眠。若心阴不足影响到心主血脉的功能，则可见脉细数、舌质红。营阴不能内守，津随阳泄，则可见盗汗等病理表现。心肾相交，水火即济，故心阴不足，虚火内生，又常致心肾阴虚而心肾不交。

从病机上看，心血虚与血阴虚虽同属阴血不足范畴，心血虚者为单纯的血液不足，血不养心，主要表现为心神失常和血脉不充，失于濡养方面；后者除包括心血虚外，主要表现为阴虚不能制阳，心阳虚亢，虚热内生之候。所以心血虚以血虚不荣之"色淡"为特点，而心阴虚则以阴虚内热之"虚热"为特点。

3）心血瘀阻：又称心脉痹阻，或心痹，是指血液运行不利，痹阻心脉的病理变化。阳气不足，血脉寒滞，可导致心血瘀阻。痰浊凝聚，血脉郁阻不畅亦可导致心血瘀阻，劳倦感寒或情志刺激常可诱发或加重。阳气虚损，无以温运血脉，则血液运行滞涩而不畅，瘀血痹阻于心脉则见心胸憋闷、疼痛、心悸怔忡、惊恐万状，甚则肢冷、脉伏不出、汗出而脱厥等。

心主血脉而藏神，其华在面，开窍于舌，其经为手少阴经，又与小肠相表里。这种功能上的特定联系构成了心系统，故心的病理变化就是这一系统结构各层次的病态反应。其病理变化主要表现在血脉和心神两个方面。在血脉方面，寒则血流凝滞而心胸闷痛、四肢厥冷；热则血液妄行而面肤色赤、出血；虚则运行无力，血流不畅，脉微或涩，实则循环不良，血络阻滞，血不流而脉不通，瘀血为害。在心神方面，寒则心神不足，神情沉静而蜷卧欲寐，甚至阳气暴脱而神志不清；热则心神失守，神情浮躁而烦扰不眠，甚至谵语妄言；虚则神疲懒言，萎靡不振；实则喜笑无常，悲不自胜，或癫狂。汗为心之液，大汗又可损伤心阴。心火上炎于苗窍则舌赤烂痛，心火下移于小肠则尿赤涩痛。

3. 心病与其他脏腑的关系

（1）心与肺：心肺同居上焦，心气上通于肺，肺主治节而助心行血。因此，心与肺在病理上的相互影响主要表现在气和血的功能失调方面。

$$
\text{心与肺之病理}
\begin{cases}
\text{1. 肺气虚} \leftrightarrows \text{心气虚}
\begin{cases}
\text{心气虚——心悸气短，动则尤甚} \\
\text{肺气虚——咳喘无力，声低气怯}
\end{cases} \\[2ex]
\text{2. 肺气虚弱} \atop \text{肺失宣肃} \to \text{心血瘀阻}
\begin{cases}
\text{气虚——胸闷，气短} \\
\text{血瘀——心悸，唇青，舌紫}
\end{cases} \\[2ex]
\text{3. 心阳不振} \atop \text{心气不足} \to \text{肺失宣降}
\begin{cases}
\text{心——心胸憋闷刺痛} \\
\text{肺——咳嗽，气促，喘息}
\end{cases} \\[2ex]
\text{4. 心火炽盛} \to \text{灼伤肺阴}
\begin{cases}
\text{心——心悸，心烦，失眠} \\
\text{肺——咳嗽，咯血}
\end{cases} \\[2ex]
\text{5. 邪犯肺卫} \to \text{逆传心包}
\begin{cases}
\text{肺部——发热微恶寒，咳嗽} \\
\text{心营——高热，神昏，谵语，舌绛}
\end{cases}
\end{cases}
$$

1）肺气虚弱，宗气不足，不能助心行血，心气亦弱。心气虚弱，心血不能充养于肺，肺气亦虚。心、肺之气虚相互影响，终致心肺气虚，临床上表现为心悸气短、咳嗽喘促、声低气怯、胸闷、咳痰清稀等症状。

2）肺气虚弱或肺失宣肃，均可影响心主血脉的功能，导致血液运行迟滞，而出现胸闷、气短，以及心悸、唇青、舌紫等心血瘀阻的病理表现。

3）心气不足或心阳不振，血脉运行不畅，由血及气，也会影响肺的宣降功能，使宣功能肃失常，从而出现心胸憋闷、刺痛，以及咳嗽、气促、喘息等肺气上逆的病理现象。

4）心火炽盛，灼伤肺阴，火烁肺金，既可出现心悸、心烦、失眠等心火内扰之症，又可出现咳嗽、咯血等阴虚肺损之状。

5）在温热病的发展过程中，疾病的传变可以从肺卫阶段直接进入心营，即所谓"逆传心包"，临床上初见发热、微恶寒、咳嗽，继则出现高热、神昏谵语、舌绛等由肺卫直入心营的症状。

（2）心与脾：心主血，脾生血又统血，故在病理上心与脾之间相互影响，主要表现在血的生成和运行方面。

心阳不振或心血不足会影响脾之运化，使脾之功能失常。反之，脾虚健运无权，不能益气生血，则心失所养，亦能为病。

1）脾病及心：脾气虚弱，运化失职，则血的化源不足，或脾不统血，失血过多，都能影响到心，导致心血不足。故临床上既有脾气虚弱之面黄、神疲、食少便溏，以及统摄失职之出血，又有心悸、失眠、健忘、脉细等心血不足之症。

2）心病及脾：心行血以养脾，若思虑过度，耗伤心血，血虚无以滋养于脾，影响脾之健运，又会导致脾虚气弱，健运失司。故临床上既有心血不足之症，又有脾气虚衰之状。

无论是脾气虚而致心血不足，还是心气不足，心血亏损，影响脾之运化和统血功能，心与脾两者互相影响，终致心脾两虚之证。故临床上表现为脾气虚弱而食少、腹胀，心血不足而心悸，心神失养而失眠多梦，以及全身气血双虚而眩晕、面色不华、体倦等。

另外，心主血液的运行，脾有统血之功，在心脾两脏的作用下，血液能够正常运行而不溢于脉外。当心脾功能失常时，则又出会现出血和瘀血等病理改变。

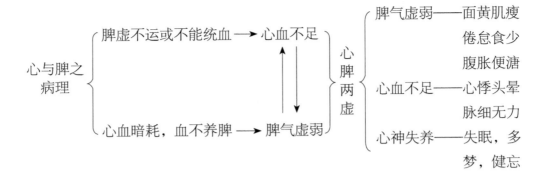

（3）心与肝：心主血，肝藏血；心主神志，肝主疏泄。故心与肝的病理影响主要表现在血液和神志两个方面。

1）阴血不足：心肝阴血不足，往往相互影响。心血不足，肝血常因之而虚。肝血不足，心血亦因之而弱。所以，临床上常常是心悸怔忡、面色不华、舌淡、脉细无力等心血不足的症状和头晕目眩、爪甲不荣、肢麻筋挛、视力减退、妇女月经涩少等肝血亏损等症状并见。

因此，血虚证不仅有心脾两虚，而且又有心肝血虚。心肝血虚之证，既有心血不足的表现，又有肝无所藏，不能荣筋养目之候。

2）神志方面：心肝两脏有病常表现出精神异常。如心肝血虚，血不养心，肝失濡养，则神无所主，疏泄失职。因此，肝血亏虚的患者，除有肝血不足的症状外，还会出现心悸不安、失眠多梦等症状。若心阴不足，虚火内炽，则出现心悸、心烦、失眠、多梦的同时，往往还会兼见急躁易怒、头晕目眩、面红目赤等肝气上逆，浮而上亢的症状。这是心肝之阴血亏损，而心肝之阳气无所制约的结果。如果心肝火旺，相互影响，气郁化火生痰，痰与气（火）相结，阻蔽心窍，扰于心神，又可导致癫狂等精神失常之病。

总之，在某些精神情志疾病中，心肝两脏相互影响。肝气郁结，气机不调，可出现神志方面的异常变化。反之，情志失调，又可导致肝气不舒，甚则肝气上逆致心肝火旺。其病机特点为邪热炽盛，扰神伤络，其病变性质为实为火。

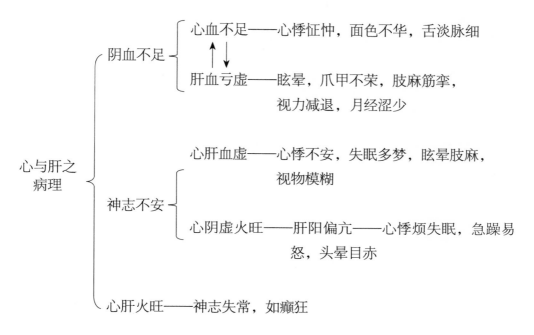

（4）心与肾：心与肾之间的关系主要为水火既济的关系。心肾之间阴阳水火精血的动态平衡失调，即为心肾不交。其主要病理表现是肾水亏而心火旺，以及心肾阳虚。

1）肾阴不足，心阳独亢：肾水不足，不能上承以滋心阴，造成心阴不能制约心阳，使心阳独亢，出现肾阴亏于下，心阳亢于上的病理状态，症见心悸、心烦、失眠、多梦、以及腰膝酸软、男子遗精、女子梦交等。此即所谓"心肾不交"或"水火不济"。

2）心肾阴虚，阴虚火旺：心肾阴虚，不能制约心阳，以致心火上炎，而见五心烦热、消瘦、口干少津、口舌生疮、心悸、失眠、健忘等。

3）心阳不振，水气凌心：心阳不振，不能下温于肾，以致寒水不化，上凌于心，阻遏心阳，则现心悸、水肿、喘咳等"水气凌心"之候。

此外，心血不足和肾精亏损互为因果，从导致精亏血少，而见眩晕耳鸣、失眠多梦、腰膝酸软等，亦属心肾之间生理功能失调的病变，但一般习惯上不称心肾不交。

$$
\text{心与肾之病理}\begin{cases}
\text{肾阴不足，心阳独亢}\begin{cases}
\text{心——心悸心烦，失眠多梦}\\
\text{肾——腰酸膝软，男子遗精，女子梦交}
\end{cases}\\
\\
\text{心肾阴虚，阴虚火旺}\begin{cases}
\text{心——心悸，失眠健忘，口舌生疮}\\
\text{肾——腰酸膝软，遗精}\\
\text{阴虚——五心烦热，消瘦}
\end{cases}\\
\\
\text{心阳不振，水气凌心——心悸，水肿，喘促}
\end{cases}
$$

（5）心与小肠：心与小肠相表里，故两者在病理上相互传变，心可移热于小肠，小肠实热又可上熏于心。

1）心移热于小肠：心火炽盛，会出现心烦、口舌生疮、舌尖红赤疼痛等症状。若心火下移，影响小肠分别清浊的功能，又可引起尿少、尿赤、尿血、尿道灼热疼痛等症，称心移热于小肠，又称小肠实热，可用清心利尿的方法导热下行。

2）小肠实热上熏于心：小肠有热，亦可循经上熏于心，出现心烦、舌赤、口舌生疮糜烂等心火上炎的病理现象，治疗上常清心泻火和清利小便之药并用。

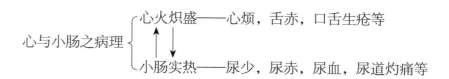

$$\text{心与小肠之病理} \begin{cases} \text{心火炽盛——心烦，舌赤，口舌生疮等} \\ \quad\uparrow\quad\downarrow \\ \text{小肠实热——尿少，尿赤，尿血，尿道灼痛等} \end{cases}$$

心病与其他脏腑关系

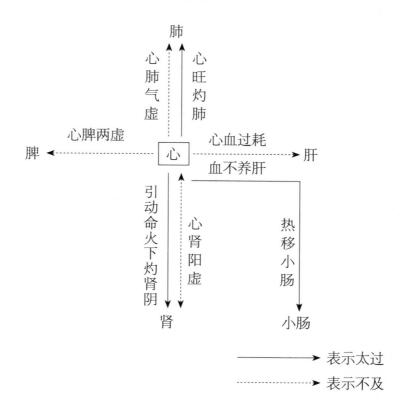

4. 心病的常见症状 心悸怔忡，烦躁，失眠多梦，健忘，喜笑不休，谵语，发狂或痴呆，表情淡漠，昏迷，心前区疼痛，面色爪甲暗或面色苍白无华，脉见结代，或细数，或散大数疾，或虚大无力，或迟涩等。其中心悸怔忡，心前区疼痛，失眠多梦，神志错乱为心病的主要指征。

1）心悸怔忡：是指患者自觉明显的心跳不安及恐慌感。如《红炉点雪》有云："悸者，心跳动而怕惊也。怔忡者，心中躁动不安，惕惕然如人将捕之也。"心悸怔忡多因心血不足，心失所养，或心阴不足，虚火内扰心神，或心气不足，鼓动无力，或心阳不足，不能温养心脉，或因痰浊、瘀血阻滞心脉，气血运行不畅所致。

2）烦躁：心中烦乱不安为烦，手足扰动不宁为躁，烦与躁常并见、并称。烦躁多由心火炽盛，心神被扰，或心阴不足，虚火扰动，心神不安所致。

3）失眠多梦：失眠，又称"不寐""不得眠""目不瞑"等，指入睡困难，或寐而不酣，时寐时醒，或醒后不能再睡，甚至彻夜不能入寐。多梦为入睡后梦幻纷纭之谓。其形成原因有虚实之分，实则多为郁热、痰火扰动心神，神不安藏，虚则多为心血不足，心失所养，或心阴不足，心肾不交，阴不敛阳，心神浮越。

4）健忘：又称善忘，指记忆力衰退，善忘前事。如《类证治裁》曰："健忘者，陡然忘之，尽力思索不来也。"多由心的气血亏虚，或脾气不足，或肾精不充，心神失养所致。

5）喜笑不休，谵语，发狂：喜笑不休，乃喜笑不能自主之意。胡言乱语谓之谵语。狂者，为精神失常的一种表现，以喧扰不宁、躁妄打骂、动而多怒为特征。此三者由心火炽盛，或痰火扰心，或热陷心包所致。

6）痴呆：即表情淡漠，对周围事物反应迟钝，多由痰浊蒙蔽心包致之。

7）昏迷：即神志不清，不省人事。心主神明，脑为元神之府，故凡病邪蒙蔽神明，或上扰清空，或阳气暴脱，心神涣散，均可导致昏迷。

8）心前区疼痛：为心病常见症状之一，又称"厥心痛""真心痛"。该症多由胸阳不振，气机郁滞，或瘀血阻痹心脉而致。其痛，痰浊甚者为闷痛，瘀血重者为刺痛。

9）口舌生疮：系口舌溃疡、糜烂，因心火亢盛，火热炎上所致。

10）脉结代，或细数，或散大数疾，或虚大无力，或迟涩：此为心主血脉功能障碍在脉象上的反映。心的阳气不足，脉气来去不匀，血液运行节律失调，则脉见结、代。心的阴血不足，心阳偏亢，血行加速，则脉虚细而数。心气涣散，则脉散大数疾。心血不足，脉道空虚，则脉虚大无力。若寒滞心脉，或心血瘀阻，则脉迟或涩。

（二）肺

1. 肺的生理病理特点　肺居胸中，为五脏六腑之华盖，上连气道、喉咙，开窍于鼻，合称肺系。其经脉与大肠相表里。肺主气，司呼吸，是体内外气体交换的场所。肺朝百脉而助心行血，通调水道而为水之上源，外合皮毛而煦泽肌肤。肺为娇脏不耐寒热，又为呼吸之孔道，故外邪袭人常先犯肺。肺喜清肃，其气以下降为顺。因此肺的病理变化主要表现为呼吸功能异常，水液代谢失调，体表屏障功能失常，并涉及气的生成、血液循行和某些皮肤疾患等。

2. 肺的基本病理变化　肺的病变有虚实之分，虚则多为气虚和阴津不足，实则多由风、寒、燥、热、痰湿袭肺所致。

（1）肺失宣肃：肺气的宣发和肃降是肺气升降出入运动的两个方面，二者虽有区别，但又相互影响，有宣有肃方能使肺的生理功能正常。肺气宣发和肃降失常，多由外邪袭表、犯肺，或因痰浊内阻肺络，或因肝升太过，气火上逆犯肺等所致，也可由肺气不足或肺阴虚亏等因素造成。

1）肺气不宣：即肺气失于宣通。肺气不宣，影响肺主呼吸的功能，则气机不利，呼吸不畅，故可出现鼻塞、多嚏、咳嗽等；也可使卫气壅

第三章　病机

149

滞，毛窍闭塞而无汗。若肺气不足，宣发无力，肺气虚，则肌表不固，腠理疏松而又常自汗。肺气不宣与肺气不利大致相同，但通常肺气不宣多对外感表证而言，肺气不利多对内伤杂病而言。

2）肺失清肃：又称肺失肃降，是指肺气失却清肃下降的功能，使肺气下降和清洁呼吸道的功能减退，临床上表现为胸闷、气促、咳嗽、痰多等。咳嗽日久，肺气损伤，肃降失常，可进一步导致肺气上逆。肺气上逆与肺失清肃相同，但喘咳气逆较肺失清肃为甚。

肺气失宣或肺失清肃，均可导致肺气上逆，出现气喘；肺的通调水道功能失职，可出现尿少、水肿等症。其进一步发展，亦均能损耗肺气和肺阴，导致肺气虚损或肺阴不足。

（2）肺气不足：又称肺气虚，多因肺失宣肃，日久不复，发展而成；或因久病气虚，或劳伤过度，耗损肺气所致。肺气不足，则呼吸功能减退，体内外气体交换出入不足，可出现呼吸气短等症；肺气不足，可影响津液的输布代谢，则聚痰成饮，甚至产生水肿；若肺气虚损导致卫阳虚弱，腠理疏松而不固，卫外功能减退，可出现表虚自汗的症状。

肺主气，脾益气；肺主通调水道，脾主运化水湿。故肺气虚损，气不布津，肺虚及脾，而致肺脾气虚，表现为肺失宣降，脾失健运，水湿停聚以及全身气虚之候。又肺为气之主，肾为气之根；肺为水上之源，肾为主水之脏。故肺气虚久，必及于肾，导致肺肾气虚。其临床上以喘促气短，呼多吸少，动辄加剧为特征。

（3）肺阴亏损：是指肺脏的阴津亏损和阴虚火旺。该证多由于燥热之邪灼肺，或痰火内郁伤肺，或五志过极化火灼肺，以及久咳耗伤肺阴所致。阴津亏损，肺燥失润，气机升降失司，或阴虚而内热自生，虚火灼伤肺络而出血，可出现一系列干燥失润及虚热见症，如干咳无痰或痰少而黏、气短、潮热盗汗、颧红、五心烦热等。肺脏阴虚津亏，久延不复，常可损及于肾，而致肺肾阴虚。

肺是气机升降出入的门户，而为气之主，职司呼吸，参与调节水液代谢。天气通于肺，肺与外界息息相通，极易感受外邪而发病。一般说来，肺的病理变化有邪实和正虚之分。其邪实者，或为塞闭，或为热壅，或为痰阻，或为水积，或为血瘀；其正虚者，或为气虚，或为阴虚，或为气阴两虚。肺之虚证多由实证转变而来，亦有虚实错杂之证。

3.肺病与其他脏腑的关系　肺与心的病理影响已如前述，这里只讨论肺与脾、肝、肾，以及大肠的病理传变。

（1）肺与脾：肺主气，脾益气；肺主行水，脾主运化水湿。故肺与脾的病理关系主要表现在气和水液代谢功能异常方面。

1）生气不足：脾气虚弱，运化失常，水谷精微不得入肺以益气，导致肺气虚弱，出现食少、便溏、腹胀、少气懒言、咳喘痰多等脾虚肺弱（土不生金）之证，治宜补脾益肺（培土生金），故《慎斋遗书》有"扶脾即所以保肺，土能生金也"的论述。反之，久病咳喘，肺失宣降，影响及脾，脾因之而不能输布水谷精微，中焦失养，则肺气亦虚，而现咳喘痰多、体倦消瘦、纳呆腹胀等肺虚脾弱证。所以，肺气久虚，在一般情况下常用补脾的方法，使脾气健运，肺气便随之逐渐恢复，此即所谓"土能生金，金亦能生土。脾气衰败，须益气以抚土"（《医法心传》）。

2）水液代谢失调：脾失健运，水不化津，湿浊内生，聚为痰饮，贮存于肺，使肺气失于宣降，而出现咳嗽、喘息、痰鸣等症，其标在肺，其本在脾。痰之动主于脾，痰之成贮于肺。故治应健脾燥湿，肃肺化痰。反之，肺气虚弱，失于宣降，不能通调水道以行水，导致水液代谢不利，水湿停聚，中阳受困，而出现水肿、倦怠、腹胀、便溏等症，在临床上也是比较常见的。

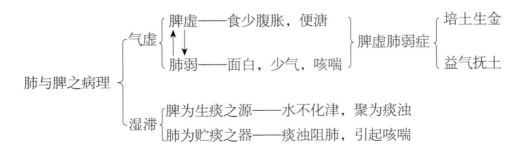

（2）肺与肝：肺主气，其性肃降；肝主疏泄，其性升发。因此，二脏关系到人体气机升降运动，其病理影响主要表现在气机升降出入失常方面。

1）气机升降失常：肝气郁结，气郁化火，肝火灼肺，肺失清肃，可见胁痛、易怒、咳逆、咯血等肝火犯肺（木火刑金）的证候。反之，肺失清肃，燥热下行，影响及肝，肝失条达，疏泄不利，则在咳嗽的同时可出现胸胁引痛胀痛、头痛头晕、面红目赤等肺燥伤肝（金亢制木）的证候。

2）气血运行不畅：人身气机调畅，则气血运行无阻，若肝肺气机升降的功能失调，使气机阻滞，则可引起气滞血瘀的病理现象。

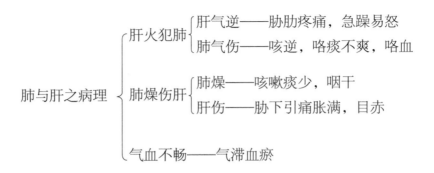

（3）肺与肾：肺为气之主，肾为气之根；肺为水之上源，肾为主水之脏。肺属金，肾属水，金水相生。故肺与肾在病理上的关系主要表现在呼吸异常和水液代谢失调及阴液亏损方面。

1）呼吸异常：若肾的精气不足，摄纳无权，气浮于上，或肺气虚损，久病伤及肾气，导致下气虚衰，气失摄纳，呼吸之气不能归根，均可出现咳嗽喘促、呼多吸少、腰酸膝软或汗出肢冷等肾不纳气之候。故《陈莲舫医案》有云："肺主出气，肾主纳气。出气太多，则呼为之长；纳气不足，则吸为之短。呼吸不调，则喘象作焉。"

2）水液代谢失调：肺失宣肃，通调水道失职，必累及于肾，而肾不主水，水邪泛滥，又可影响于肺，肺肾相互影响，导致水液代谢失调，发为水肿。如风邪袭表犯肺，肺气不得宣降，不能通调水道下输膀胱，以致风遏水阻，风水相搏，流溢于肌肤，形成风水，而现发热恶寒、小便不利而浮肿等症状。风水不愈，亦可由肺及肾，继则出现水肿延及全身、腰痛、小便不利等症状。若肾阳虚衰，气化失司，关门不利，则可导致水湿停聚，则水泛为肿，甚则水寒射肺，使肺失宣降之性，不能行水，不仅水肿加剧，而且还可表现出气短咳嗽、喘不得卧等水寒射肺之象。

3）阴液亏损：肺肾阴液，金水相生。若肺阴受伤，久必下及肾阴，导致肾阴亏损。反之，肾阴亏虚，阴虚火旺，上灼肺阴，使肺失清润。两者相互影响，最终形成肺肾阴虚，出现干咳、音哑、潮热盗汗、两颧发赤、腰膝酸软、男子遗精、女子经闭等肺肾阴虚火旺之症。在治疗上，不论是由肺及肾，还是由肾及肺，都需要肺肾同治，称为金水相生法，"有金能生水，水能润金之妙"。

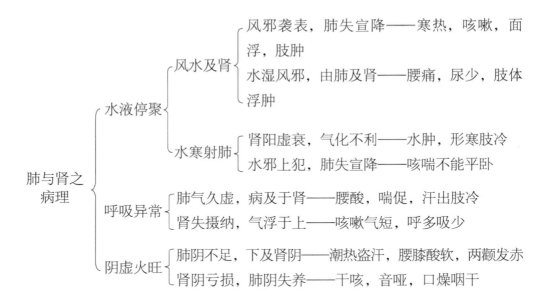

肺与肾之病理
- 水液停聚
  - 风水及肾
    - 风邪袭表，肺失宣降——寒热，咳嗽，面浮，肢肿
    - 水湿风邪，由肺及肾——腰痛，尿少，肢体浮肿
  - 水寒射肺
    - 肾阳虚衰，气化不利——水肿，形寒肢冷
    - 水邪上犯，肺失宣降——咳喘不能平卧
- 呼吸异常
  - 肺气久虚，病及于肾——腰酸，喘促，汗出肢冷
  - 肾失摄纳，气浮于上——咳嗽气短，呼多吸少
- 阴虚火旺
  - 肺阴不足，下及肾阴——潮热盗汗，腰膝酸软，两颧发赤
  - 肾阴亏损，肺阴失养——干咳，音哑，口燥咽干

（4）肺与大肠：肺与大肠相表里。肺与大肠在病理上的相互影响，表现为肺失宣降和大肠传导功能失调。

1）肺失清肃，传导受阻：肺热壅盛，灼伤津液，腑气不通而大便秘结，称为实热便秘。肺气虚弱，肃降无权，大肠传送无力，而大便艰涩，名为气虚便秘。若肺失肃降，津液不能下达，肠道失润，传导不利而大便不通，又为津枯便秘。在治疗上可辅以宣肺、补肺、润肺之品，常有助于便秘的解除。

2）传导失常，肺失宣降：大肠传导功能失常可导致肺气失于宣降。如大肠实热，腑气壅滞不通，可以导致肺失宣肃，而出现胸闷、咳喘、呼吸不利等。在治疗上，只要通其腑气，使大便通畅，则不治肺而喘自平。

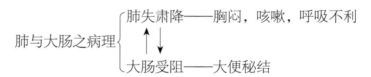

肺与大肠之病理
- 肺失肃降——胸闷，咳嗽，呼吸不利
  ↑ ↓
- 大肠受阻——大便秘结

肺病与其他脏腑病机关系

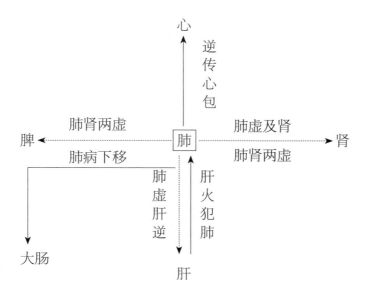

4. 肺病的常见症状　肺病的常见症状以咳嗽、气短、哮、喘、胸闷疼痛、咳痰、声哑失音、咳血、自汗、嗅觉障碍为主，水肿、皮毛不荣、小便不利、大便不爽等居次。

1）咳嗽：为肺系疾患的主要症状之一。在中医文献中，宋以前咳、嗽同义。金代刘河间《素问病机气宜保命集》谓："咳谓无痰而有声，肺气伤而不清也。嗽是无声而有痰，脾湿动而为疾也。咳嗽谓有痰而有声，盖因伤于肺气，动于脾湿咳而为嗽也。"咳嗽的发生以脏腑功能失调，宣降失常为关键。不论是外邪还是其他脏腑有病，累及于肺，均可导致咳嗽，故"咳嗽不止于肺，而亦不离乎肺也"（《医学三字经》）。

2）气短：又称气少，为患者自觉呼吸不足，稍事操劳则感困难，呼吸无力而浅表、急促的症状，多由气虚所致。如肺气不足，呼吸功能衰减，少气不足以息则可引起气短。

3）哮：是一种发作性的痰鸣气喘疾患，以呼吸急促、喉间哮鸣为特征。其由于痰气交阻，气机升降出纳失常，肺系气道鸣息不畅所致。

4）喘：即喘促，为呼吸短促而难。喘主要是由肺的气机壅滞，或由肾不纳气，以致呼吸短浅所致。喘以气息言，哮以声响言，哮必兼喘，而喘未必兼哮。

5）胸闷疼痛：多由肺气郁阻，或肺虚宣发无力所致，也或气血瘀滞阻于肺络而发生胸闷疼痛。

6）咳痰：或因肺气宣肃失职，津液输布障碍，聚而成痰；或因脾虚生湿，痰浊内聚上泛成痰；或因肾虚水泛为痰。

7）音哑：又称失音，是声音不扬，嘶哑，甚至不能出音之谓。由外邪犯肺，肺气失宣，声道不利而致声哑失音者，称为"金实不鸣"。

8）咳血：多由于肺内蕴热，痰热化火，或肝火犯肺，灼伤肺络所致。

9）自汗：动则汗出，谓之自汗。该症多由肺气虚损，卫表不固，腠理疏松，津液外泄所致。

（三）脾

1. 脾的生理病理特点　脾位于中焦，与胃相表里，主肌肉、四肢，开窍于口，其荣在唇，外应于腹。脾主运化，为后天之本、气血生化之源，并能统摄血液的运行。脾主升清，喜燥恶湿。根据脾的生理功能和特性，脾的病理变化主要表现为饮食水谷的运化功能迟钝、血液的生成与运行障碍，以及水液的代谢失调等。脾气亏虚为脾的基本病理变化。但脾运湿而恶湿，脾虚则生湿，湿盛又易困脾，故脾虚湿盛为脾的病理特点。

2. 脾的基本病理变化　脾为太阴湿土，脾的运化功能是以脾的阳气为主，故脾的运化功能障碍也主要是由于脾的阳气虚损，或失于升清，或失于运化所致。脾的统血功能，实际上是脾的阳气固摄作用的体现。故脾的病理变化以脾之阳气失调为主。

（1）脾阳（气）失调：脾的阳气失调主要表现在脾气虚衰、脾阳不振及脾虚湿困等方面。

1）脾气虚衰：又称脾气、脾胃虚弱，或中气不足。凡饮食不节，或过服消导克伐之剂，以及情志失和，思虑太过，或禀赋素虚，或过于劳倦，或久病失养，皆可损伤脾气，使其运化水谷、运化水湿，以及化生气血的功能遭到削弱，从而导致脾气虚衰。

脾气虚衰的病机特点，系以脾脏本身的运化功能衰退，即脾失健运为主，多表现为消化吸收功能减弱，其水谷饮食精微之输布和气血化生能力俱不足，发生谷气不足和后天精气亏乏的病理改变。所以对于单纯的脾气虚衰，一般说来，可以理解为一组慢性消化吸收功能减退的综合病理改变。脾气虚弱，运化无权，则食欲不振，纳食不化，腹胀便溏，或轻度浮肿。日久则脾失健运，化源不足，可现面黄肌瘦、少气懒言、四肢倦怠乏力等全身气血不足之候。若脾气虚，升举无力，甚至下陷，则为中气下陷或称脾虚下陷、脾气不升，可见眩晕体倦、内脏下垂、久泄脱肛、便意频繁、小便淋漓难尽等。若脾气虚衰不能统摄血液，则可出现便血、崩漏、月经过多、肌衄等，称为脾不统血，临床上具有脾气虚、血虚和出血的病理改变。小儿脾气不足，除食欲减退外，尚可出现多涎等。

2）脾阳不振：又名中阳不振，多由脾气虚进一步发展而来，或由命门火衰，脾失温煦所致。其病机特点为中焦阳气衰退，里寒现象比较突出。所以其临床表现除一般脾失健运，运化功能减退等证候外，尚有明显的形寒肢冷、脘腹冷痛、饮食喜热、泄泻清谷，或温化水湿功能减退，水湿停聚于内，或生痰成饮，或水泛肌肤为肿。脾阳不振，久羁不愈，每易累及于肾，终致脾肾阳虚。

3）脾虚湿困：本证以脾气虚为本，湿困为标。脾主运化水湿，脾虚则湿不能运；水湿停滞而困于脾，又反而影响脾之运化。故脾虚湿困是由脾虚导致内湿阻滞的一种病理状态。其临床特点是，除具脾气虚征象外，脘腹闷胀、四肢困倦、纳食减少、口淡乏味或口黏不渴、大便不实、浮肿、苔白腻等病理现象比较突出。

脾为湿困，则更进一步阻碍脾之转输运化，如此而湿邪日增，往往成为虚实交错之证，且湿邪内蕴，有湿从寒化和湿从热化两种倾向。若素体脾阳不振，每易从阴化寒，形成寒湿困脾之证；若素体阳盛，每易从阳化热或寒湿郁久化热，从而形成脾胃湿热之候。但湿为阴邪，其性黏滞，湿胜则阳微，故以湿从寒化为其主要病理发展趋势。此外，临证时，还应根据外湿、内湿与脾之间的相互关系，分清脾虚与湿阻的孰轻孰重、主次先后，从而对其病机做出正确的判断。

（2）脾阴失调：一般是脾的阴液失调，即对脾阴虚而言。脾阴虚多由饮食不节，如恣食辛辣香燥、酗酒等，导致火气伤中，耗伤脾阴，或积郁忧思，内伤劳倦等，使虚火妄动，消烁阴津，暗伤精血，从而损及脾阴，或因肾水亏乏，不能滋脾等，均可直接或间接地引起脾阴不足。此外，湿火、燥热等邪气久羁中州，或长期妄投刚燥辛烈之品等，皆可导致脾阴亏损。脾阴虚以食欲减退、唇干口燥、大便秘结、胃脘灼热、形体消瘦、舌红少苔等为主要临床表现。

脾与胃，同居中焦，以膜相联，职司水谷运化。脾主运化，胃主受纳，二者一升一降，相互为用，共同配合，完成纳运水谷、化生气血等生理活动。脾脏与胃腑，在五行均属土，一为阴土，一为阳土，两者在生理上关系密切，病理上常相互影响。因此，脾阴虚常易于合并胃阴不足，而胃阴虚又常兼见脾阴虚之象。但两者还是有一定的区别，脾阴虚多缘于精神内伤，五志化火，阴精暗耗；胃阴虚多由热病伤津所致。前者多表现为味觉障碍，常感味觉欠佳、食欲减退、唇口干燥、大便秘结，而后者易于出现饥不欲食、消谷善饥、干呕呃逆等。

综上所述，脾气虚为脾失健运最基本也是最常见的病理变化，主要以消化吸收功能减退为主，并伴有全身性的气虚表现。脾阳虚常是脾气进一步发展的病理结果，亦可因过食生冷或过服寒凉药物直接损伤脾阳而成。脾阳虚常累及肾阳而成脾肾阳虚之候。脾阳虚，不仅有脾气虚的病理改变，且常表现为温煦功能减退，寒从中生。脾气下陷多由脾气、脾阳不足，中气虚损，或久泄久利，或劳倦过度，耗伤脾气，因而使脾气虚衰，功能减退，脾气升举无力，反而下陷所致，常为全身气虚的一个方面，主要表现为气虚和气陷两种病理现象。脾不统血，多由脾气虚弱，统摄无权所致，其病理主要在于气不摄血，故其临床表现除见脾气虚或脾阳虚征象外，还有各种出血。脾阴不足是脾的阴液不足，常与胃阴不足相兼出现。

3. 脾病与其他脏腑的关系 脾与心的病理影响，临床上常见的为心脾两虚。脾与肺的病理影响，则多表现为肺脾两虚等。心脾两虚和肺脾两虚前已述及，这里主要介绍脾与肝、肾、胃的病理传变关系。

（1）脾与肝：肝藏血而主疏泄，脾生血统血而司运化，肝与脾之间主要是疏泄与运化的关系，病理上主要表现为消化吸收障碍和血液功能失调。

1）消化吸收障碍：有木旺乘土和土壅木郁两种不同的病理表现。

木旺乘土：又称肝脾不调，或肝脾不和。脾胃之消化吸收依赖肝之疏泄调畅。若肝失疏泄，横逆犯脾，导致脾气虚弱，运化功能失调，谓之肝脾不和。临床上，该证既有胸胁胀满、精神抑郁或急躁易怒等肝失条达的表现，又有纳呆、腹胀、便溏等脾失健运之症状。

土壅木郁：脾失健运，水湿内停，或外湿浸渍，困遏脾阳，使湿郁蕴热，湿热郁蒸，导致肝胆疏泄不利，胆汁外溢，发为黄疸，出现身黄、目黄、小便黄等症状。此外，若脾虚可致肝失疏泄，甚则动风。如脾虚久泻的患儿，可发展成脾虚生风之"慢脾风"，出现四肢抽搐。此为脾虚肝乘，与肝木乘脾的发病机制不同。所以在治疗上，前者当疏肝理脾，土中达木；后者应补脾疏肝，培土抑木。

2）血液功能失调：脾气虚弱，运化无力，则血的化源不足，或脾不统血，失血过多，均可累及于肝，使肝血不足，而出现食少、消瘦、眩晕、视物模糊、肢麻、月经涩少或闭经等。

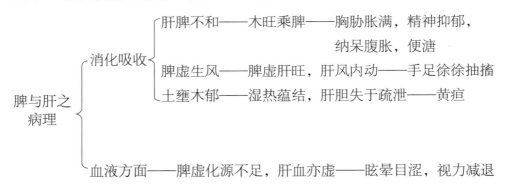

（2）脾与肾：脾为后天之本，肾为先天之本，二者在病理上相互影响。如肾阳不足，不能温煦脾阳，使脾阳不振，或脾阳久虚，进而损及肾阳，引起肾阳亦虚，二者最终均可导致脾肾阳虚。临床上主要表现在消化功能失调和水液代谢紊乱方面。

1）消化功能失调：由于脾肾阳虚，脾失健运，则水反为湿，谷反为滞，水谷不化，而生泄泻。如肾阳不足，命门火衰，不能温煦脾土，阴寒极盛，发为五更泄泻。故《华陀神医秘传》有云："肾泄者，五更泄也。其原为肾阳虚亏，既不能温养于脾，又不能禁固于下，故遇子后阳生之时，其气不振，阴寒反胜，则腹鸣奔响作胀，泻去一二行乃安。此病藏于肾，宜治于下而不宜治中。"

2）水液代谢紊乱：脾虚不能制水，水湿壅盛，必损其阳，故脾虚及肾，肾阳亦衰。肾阳不足，不能温煦脾土，脾阳益虚。脾虚则土不制水而反克，肾虚水无所主而妄行，则水液潴留，泛滥为患，出现水肿、小便不利等。

$$脾与肾之病理\begin{cases} 消化功能失调——五更泄泻 \\ 水液代谢紊乱——水肿 \end{cases}$$

（3）脾与胃：脾与胃相表里，病理上相互影响，表现为纳运失调、升降失常、燥湿不济等。

1）纳运失调：胃主纳，脾主运，一纳一运，密切配合，则消化功能正常。若胃不能受纳腐熟水谷，则食欲减退，或嘈杂易饥。如脾失健运，则现消化不良，食后饱胀，大便溏泄。故《医经余论》云："胃主收纳，脾主消化。食而不化，责在脾；不能食，责在胃。"由于脾与胃在病理状态下互相影响，故脾胃纳运失调的症状往往同时并见，其治亦须调脾理胃两者兼顾。

2）升降反常：脾主升清，若脾气不升，甚至中气下陷，就会出现泄泻、脱肛、内脏下垂等。胃主降浊，若胃气不降而反上逆，就会出现恶心、呕吐、呃逆、嗳气，以及大便不通等。因为脾升胃降是相互为用的，所以清气不升，必致浊气不降，浊气不降，也必致清气不升，即所谓清浊相干而病作。其治须治健脾和胃、升清降浊，总以恢复脾胃升降为要。

3）燥湿不济：脾喜燥恶湿，胃喜润恶燥，燥湿适度，水谷乃化。若湿邪困脾，脾阳受困，则水湿停滞为患，若脾失健运，水不化津，也易生湿。故脾病多寒多湿，药宜温燥。热邪易于伤津，灼伤胃津而化燥，或胃气上逆，频繁呕吐，胃津耗损，也会出现燥象。故胃病多热多燥，药宜凉润。

总之，脾与胃，纳运协调，升降相因，燥湿相济，才能维持人体饮食物的消化吸收和输布的功能活动。如果脾胃纳运失调，升降反常，燥湿不济，也就相互影响，导致消化功能失常，产生各种病变。

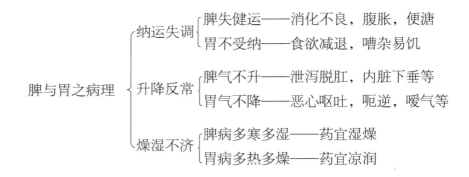

脾与胃之病理
- 纳运失调
  - 脾失健运——消化不良，腹胀，便溏
  - 胃不受纳——食欲减退，嘈杂易饥
- 升降反常
  - 脾气不升——泄泻脱肛，内脏下垂等
  - 胃气不降——恶心呕吐，呃逆，嗳气等
- 燥湿不济
  - 脾病多寒多湿——药宜湿燥
  - 胃病多热多燥——药宜凉润

脾病与其他脏腑病机关系

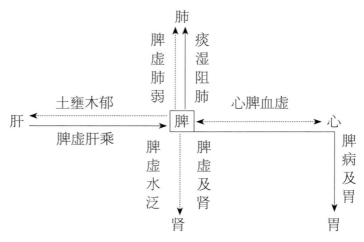

4. 脾病的常见症状　脾病的常见症状主要有纳呆食少，脘腹胀闷疼痛，便溏泄泻，面色萎黄，口唇不荣，以及肢倦乏力，黄疸，水肿，内脏下垂，便血，崩漏，紫癜等。

1）纳呆食少：纳呆是指不思饮食，食后难化。脾不升清则运化无权，胃纳受阻而饮食减少，食欲减退。胃主纳，脾主化。胃伤则不能纳，脾伤则不能化，二者俱伤，纳化皆难。

2）脘腹胀闷疼痛：为脘腹充塞不舒、疼痛之意。该症多由脾失健运，湿浊内生，或食积不化，使脘腹气机阻滞所致。若中阳不振，寒从中生，亦可使气机阻滞不通，不但胀满，甚则疼痛。

3）便溏泄泻：大便稀薄谓之便溏。泄泻是指排便次数增多，便质清稀，甚如水样而言。如《丹台玉案》云："泄者，如水之泄也，势犹舒缓；泻者，势似直下。微有不同，而其病则一，故总名之曰泄泻。"泄泻系脾虚失运，水谷不化精微，湿浊内生，混杂而下，并走大肠所致。

4）面色萎黄：指面色黄而不润泽，多由脾失健运，化源不足，气血不能上荣于面所致。

5）黄疸：以目黄、身黄、小便黄为主要症状，其中以目黄为确定本病的重要依据。该症多由脾运不健，湿浊中阻，熏蒸肝胆，胆热液泄，泛溢于肌肤所致。

6）肢倦乏力：多由脾的阳气不足，或脾为湿困，不能正常转输水谷精微以营养肌肉四肢所致。湿性重滞，脾为湿困，则可见周身乏力而肢体困重。

7）脱肛、阴挺等内脏下垂：脱肛，又名截肠，是指肛门脱出（实为直肠脱出）。阴挺乃子宫脱出之谓。内脏下垂，是指胃、肾等内脏位置下移。该症多因脾虚气弱，中气下陷，升举无力致之。

8）便血、崩漏、紫癜：凡血从大便而下，在大便前后下血，或单纯下血者，统称为便血。其血清而色鲜者为肠风，浊而暗者为脏毒。崩漏，又名崩中漏下，指不在经期，忽然阴道大量流血，或持续淋漓不断出血的病证。来势急而血量多者为崩，来势缓而淋漓不断者为漏。紫癜，是指皮下出现紫色的瘀点或瘀斑。以上诸症多为脾气虚弱，统摄无权，血不循经所致。

（四）肝

1. 肝的生理病理特点 肝为风木之脏，主疏泄而藏血，其气升发，喜条达而恶抑郁，主筋，开窍于目，与胆相表里。肝以阴为体，以气为用，体阴而用阳，集阴阳气血于一身，成为阴阳统一之体。故其病理变化复杂多端，每易形成肝气抑郁，郁易化火，肝阳易亢，肝风易动等肝气、肝火、肝阳、肝风之变，而肝之阴血又易于亏损。因此，肝气、肝阳常有余；肝血肝阴常不足就成为肝的重要病理特点。肝为五脏之贼，故肝脏除发生本身病变外，还易牵涉和影响其他脏腑，形成比较复杂的病理变化。

2. 肝的基本病理变化 肝病的病理变化有虚实两类，而又以实证为多。

（1）肝气、肝阳失调：肝气、肝阳失调，以肝气、肝火、肝阳的亢盛有余为多见。肝阳上亢多为肝阴不足，阴虚阳亢所致，故放在肝阴、肝血失调之中阐述。因此，肝气、肝阳失调的病机，主要表现在肝气郁结和肝火上炎等方面。

1）肝气郁结：又称肝郁，是肝脏最常见的病理变化。或精神刺激，情志抑郁不畅，或患某种疾病日久不愈，因病致郁，或他脏之病影响于肝等，均可使肝失疏泄，气机不畅而形成肝气郁结之候。肝气郁结之病理特点是肝之疏泄功能受到抑制，气机不得条达舒张。其滞或在形躯，或在脏腑，临床上以情绪抑郁、悒悒不乐，以及胁肋胀痛等气机郁滞之候为特征，且每当太息、嗳气之后略觉舒缓。肝气郁结的病理发展趋势有以下几种。

①气滞血瘀：气有一息之不行，则血有一息之不行。肝气郁结，气机阻滞，则血运不畅，必导致血瘀，表现为胁肋刺痛、癥积肿块、舌青紫或有瘀点、瘀斑等。若气滞血瘀影响冲任则冲任失调，可见妇女月经不调、痛经、闭经或经血有块等。

②痰气郁结：气郁生痰，痰与气结，阻于咽喉则为梅核气，积聚于颈部则为瘿瘤等。

③气郁化火：气有余便是火，肝气郁结，郁久可以化火，形成气火逆于上的肝火上炎之候。

④犯脾克胃：肝气郁而不舒，或肝气横逆，均可影响脾胃之纳运，从而可以形成兼有呕吐、嗳气、脘胁胀痛等肝气犯胃和兼有腹胀肠鸣、腹痛泄泻、大便不爽等肝气犯脾之证。

肝气郁结与肝气横逆，虽同是肝气为病，且皆为实证，但二者的病理性质并不完全相同。肝气郁结为肝之疏泄不及，肝气抑郁；而肝气横逆则为疏泄太过，肝气过旺。所以精神情志失调，前者为情志抑郁、多疑喜愁、闷闷欲哭，后者为性急易怒。

总之，肝气郁结的基本病理变化，主要表现在精神抑郁和气机失调两方面。

2）肝火上炎：又名肝火、肝经实火。该证多因肝郁气滞，郁而化火，而致肝火上冲；或因暴怒伤肝，肝气暴张，引发肝火上升；或因情志所伤，五志过极化火，心火亢盛，引动肝火所致。肝火上炎，为肝之阳气升发太过，具有气火上冲，头面部热象显著的特点，故可见头胀头痛、面红目赤、急躁易怒、耳暴鸣或暴聋等病理表现。肝的阳气升动太过，郁火内灼，极易耗伤阴血，而致阴虚火旺，肝火灼伤肺胃脉络，则易出现咳血、吐血、衄血；气血上逆之极，则血菀于上，发为昏厥。

（2）肝阴、肝血失调：肝阴、肝血失调的病机，均以不足为其特点。阴虚则阳亢，则为肝阳上亢；阳亢无制而生风，是为肝风内动。因此，肝阳上亢、肝风内动亦多与肝之阴血不足有关。

1）肝阴不足：又称肝阴虚。肝为刚脏，赖肾水以滋养。若肾阴亏耗，水不涵木，或肝郁化火，暗耗肝阴等，均可导致肝阴不足。肝阴不足，以头目眩晕、目睛干涩、两胁隐痛、面部烘热、口燥咽干、五心烦热等为主要临床表现。因乙癸同源，故肝阴不足往往易与肾阴不足合并出现。

2）肝血虚亏：该证多因失血过多，或久病损耗，或脾胃虚弱，化生气血的功能减退，肝血不足致之。其病理变化除有血虚征象外，主要表现在肝血不能荣筋养目等方面。肝血虚亏不能濡养筋脉，则肢麻不仁、关节屈伸不利、爪甲不荣；不能上荣头目，则眩晕目花、两目干涩、视物模糊不清；影响冲任，血海空虚，则月经失调、月经量少，乃至闭经；血虚又易化燥生风，而致虚风内动，可见皮肤瘙痒，或筋挛、肉𥆧、瘈疭等病理表现。

3）肝阳上亢：多由肝阴不足，阴不制阳，肝之阳气升浮亢逆所致。精神情志失调，气火上逆亦可导致阳亢。肝阴耗伤可发展为阴虚阳亢。由于肝肾同源，故肾阴不足，水不涵木，常常导致肝阳上亢。肝的阳气亢逆，多见头晕、耳鸣、面红、目赤目糊、情绪易于激动、脉弦细数等上盛的病理表现。同时，由于肝肾之阴不足，故可见腰酸、两足软弱无力等下虚的临床表现。

4）肝风内动：肝风内动的范围很广，包括如下内容。

①热极生风：又称热盛动风，多因邪热炽盛所致。其病理特点为发病急骤，总是在里热、实火的情况下出现，常见于温热病邪入营血的阶段，或某些发热性疾病的极期，以高热、神昏、抽搐、痉厥为其临床特征。

②肝阳化风：系肝阴不足，肝阳失去制约，亢阳无制，妄自升动所引起。病初多有肝阴不足，肝阳上亢之候，继则出现眩晕欲仆、肢麻震颤、筋惕肉瞤等，甚则昏仆偏瘫，发为中风。

③血虚生风：系阴血不足，筋脉失养所致。该证一般是在血虚的基础上发生，阴血不足的症状比较明显，风胜则动之的表现轻微，或仅见于肌表，如皮肤瘙痒、手足发麻等，一般少有抽搐的现象。

④阴虚风动：多是在温热病末期，病入下焦，肝肾阴血不足所致，以手足蠕动、心中憺憺大动为特征。

肝风内动，以肝肾阴虚不能制约阳气，肝的阳气升动太过者为多见。

综上所述，"气、火、风"为肝脏病理发展过程中的一大特点。肝气郁结是肝失疏泄，气机郁滞的表现。肝郁不舒，郁而化火，可形成肝火。久之肝火内耗肝阴，肝阴不能制约肝阳，而致肝阳上亢。阳亢升动无制，风气内动，则为肝风（肝阳化风）。故《临证指南医案》有云："肝风、肝气、肝火之殊，其实是同一源。"三者之间，常以肝气郁结为先导。再则，气病及血，气滞必致血瘀。气郁不达，津液停聚，亦可酿疾。气、火、痰、郁、风的病理变化过程，可产生种种病证，其病理根源均与肝气郁结有关。肝为五脏之贼，欺强凌弱，故肝病往往不限于本脏，常能影响上下左右。乘土即所谓木旺克土最为多见；刑金则是肝火犯肺，能致暴咳阵作、干咳痰少、面红胁痛，甚则咳血，即所谓"木火刑金""木扣金鸣"；肝气冲心，可致心肝火旺，热厥心痛；肝病及肾亦为多见，耗水伤阴，每致肝肾阴虚，肾失闭藏。六腑以疏通畅泄为顺，故肝气郁结又可使六腑传化失常。

3. 肝病与其他脏腑的关系　在病理上，肝与心多表现为心肝火旺、心肝血虚。肝与肺，多表现为木火刑金，较少见金乘木之证。肝与脾，则以肝木乘脾、土壅木郁为常见。这里主要讨论肝与肾及胆之间的病理影响。

（1）肝与肾：肝与肾之间在病理上的相互影响，主要体现于阴阳失调、精血失调和藏泄失司等方面。

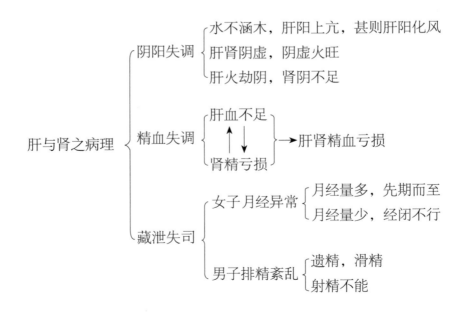

1）阴阳失调：肝肾之阴，息息相通，相互制约，协调平衡，故在病理上也相互影响。如肾阴不足可引起肝阴不足，阴不制阳而导致肝阳上亢，出现腰酸膝软、头重脚轻、眩晕耳鸣等上盛下虚之征，甚至阳亢无制而生风，表现出肢麻、震颤等肝风内动之象。这种病理变化称之为"水不涵木"。反之，肝阴不足，下及肾阴，使肾阴不足，导致肝肾阴虚，临床上表现为眩晕耳鸣、失眠健忘、腰膝酸软、五心烦热、男子遗精、女子月经量少等阴虚阳亢，虚火内扰的病理现象。若肝火太盛，也可劫伤肾阴形成肾阴不足。

2）精血失调：肾精亏损可致肝血不足，反之肝血不足也可引起肾精亏损，终致肝肾精血亏损，而出现形体消瘦、肌肤甲错、颧红少寐、女子经闭等症状。

3）藏泄失司：肝之疏泄与肾之闭藏之间的关系失调，会导致女性月经异常、男子排精功能紊乱的病理变化。

（2）肝与胆：肝与胆相表里，故肝与胆在病理相互影响，主要表现在胆汁疏泄失常和精神情志异常。

1）胆汁疏泄不利：胆汁来源于肝，若肝的疏泄功能失常，就会影响胆汁的正常分泌、贮存和排泄。反之，胆道受阻又会影响及肝，使之不能发挥疏泄功能。因此，肝胆相互影响，终则肝胆俱病。如肝胆湿热，疏泄不利，不仅可有目黄、身黄、尿黄、口苦等胆汁外溢的症状，又有胁肋胀满、抑郁不乐等肝气郁结的表现，所以治疗上清热利湿与疏肝利胆并用而肝胆同治。

2）精神情志异常：肝主谋虑，胆主决断，谋虑必须决断，决断又来自谋虑。若两者功能失调，就会发生情志病变。如肝病及胆则胆气不宁，可出现虚烦不寐、恶梦惊恐、触事易惊或善恐等。

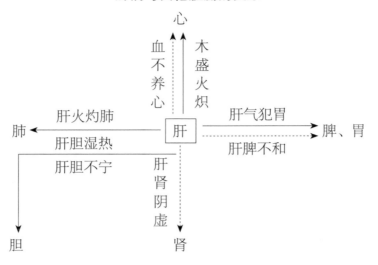

肝病与其他脏腑的关系

4.肝病的常见症状 肝病的常见症状有情志失调，头痛，胁肋胀痛，乳房、少腹疼痛，眩晕，耳鸣耳聋，四肢麻木、屈伸不利，抽搐痉挛，黄疸，月经失调等。其中，肝病症状以胁肋胀痛、情志失调、眩晕、抽搐痉挛为多见。

1）情志失调：肝失疏泄条达，可以引起情志异常，肝气郁结则善太息，抑郁不乐，多疑善虑。肝气横逆、肝火上炎、肝阳上亢则表现为烦躁易怒。

2）胁肋胀痛：肝脉布于胁肋，肝失条达，气机阻滞而致胀、痛。胁下胀闷不舒为肝气阻滞的特征。常为胁痛之先导。胁痛则为胀痛、窜痛、时痛时止。

3）头痛：多由肝火、肝阳上扰清窍，或因厥阴寒邪上逆而致。其痛或偏于一侧，或如裂如破，或在巅顶。

4）乳房、少腹及阴囊疼痛：肝之经脉，布于胁肋，环阴器，抵少腹。故肝气郁结，气机阻塞，痰气交阻，或气血互结，均可导致经气不利，脉络不通，使上述部位出现疼痛或形成肿块。

5）眩晕：眩是眼花，晕是头晕，二者同时并见，故统称为眩晕。轻则闭目自止；重者如坐舟车，旋转不定，不能站立。"所谓眩晕者，非外来之邪，乃肝胆之风上冒耳。"（《临证指南医案》）故眩晕之由，以肝阴不足，阴虚阳亢，风阳升动，上扰清空为多。

6）耳鸣耳聋：肝胆经脉绕于耳，故肝病常见耳鸣耳聋。多为肝火，肝阳使气火上逆所致。突然发作，暴鸣暴聋，耳鸣如潮者为实；若耳鸣如蝉，时轻时重并听力减退者为虚。

7）四肢麻木，关节屈伸不利，抽搐痉挛：多为肝的阴血不足，筋脉失养，络脉血气不和所致。

8）黄疸：黄疸与胆汁疏泄异常有关。胆附于肝，胆汁借肝之余气积聚而成。胆汁之疏泄又依赖于肝，故肝胆疏泄失常可以使胆汁外溢，渗于经络而发黄。

9）月经不调：泛指月经的周期、血量、血色和经质异常的病证，如月经先期、月经后期、月经过多、月经过少等。女子以肝为先天，有余于气，不足于血，冲任之脉隶属于肝肾，故肝失疏泄或肝血不足影响冲任可以引起月经不调。

（五）肾

1. 肾的生理病理特点　肾为水火之脏，藏真阴而寓真阳，为先天之本、生命之根，主藏精、纳气，主水液，开窍于耳及二阴，其华在发，与膀胱相表里。故肾精充足，骨强，齿坚，髓满，脑灵，耳聪，目明。命火充足，则五脏六腑的阳气旺盛而生机勃勃。

所以凡有关生长发育、生殖功能、水液代谢的异常，脑髓骨以及某些呼吸、听觉、大小便的病变多与肾的生理功能异常有关。

肾为人身元阴元阳秘藏之所，元阴元阳为人体生殖发育之根本，故只宜秘藏，不宜泄露，否则诸病丛生。所以肾的病理变化是虚证多而实证少。

肾脏水中有火，阴中有阳。阴平阳秘，功能正常。其病则主要表现为水火阴阳失调，且有虚实之分。因邪实而发病者属实，如外感寒湿或湿热困于肾则病多为实，实证日久则由实转虚。因正虚而发病者属虚。肾虚有阴阳之别，精亏气虚之分。但肾虚日久，必致由阴及阳，或由阳及阴，而成为阴阳两虚之证。

肾为人身阴阳之根、气血之本，所以肾脏病变与其他脏腑的关系甚为密切。五脏之伤，久必及肾，而肾病又必影响其他各脏。

2. 肾的基本病理变化 肾病多虚证，一般分为阴虚和阳虚两类。

（1）肾阳、肾气失调：主要表现为肾阳虚损，命火不足和肾气虚衰，封藏不固等方面。其反应为全身性组织器官功能衰弱，水液气化功能障碍，脾胃生化水谷精微功能紊乱，生殖功能减退和肺气出纳升降功能失常等。

1）肾气不固：又称下元不固，是肾气虚衰，封藏失职的一种病理变化。该证多因年高而肾气衰弱，或年幼而肾气不充，或久病而肾气耗伤等，使肾气不能固摄封藏所致。临床上以精关不固而遗精、滑精、早泄，膀胱失约而小便失禁、尿后余沥、遗尿，冲任不固而月经淋漓不断、带下清稀、小产，或崩漏，滑胎，以及肠虚滑脱而久泻不止、大便失禁等精、尿、经、胎、便等控制固摄失调为特征。

2）肾不纳气：是指肾气虚弱不能摄纳肺气的病理变化。该证多因劳伤肾气，或久病气虚，气不归元，肾失摄纳所致。其以短气、喘息、呼多吸少、动辄气急而喘甚为临床特征。肾不纳气见于咳嗽喘促历时已久的患者，常以肺气虚为前奏，继而发展累及于肾而成，是肺肾气虚的一种综合表现。其以上盛下虚、呼吸困难、呼多吸少、动则喘促加剧气不得续，且伴有肾阳虚或肾阴虚的某些表现为其特点。

3）肾阳不足：又称肾阳衰微或命门火衰，多因素体阳虚或久病不愈，或老年体弱，下元亏损所致。肾阳不足对肾的生理功能影响主要表现在生殖功能减退而见男子阳痿早泄、女子宫寒不孕；或肾阳虚衰，气化无权，开合失度，水液代谢发生障碍，表现为水肿、尿频、尿闭；或命门火衰，不能温煦脾阳，脾肾阳虚，则运化功能失职，可见下利清谷、五更泄泻等。

肾阳为脏腑诸阳之本，特别是与心、肺、脾的关系尤为密切，故肾阳不足常累及心、肺、脾而致心肾阳虚、肺肾气虚、脾肾阳虚等。

（2）肾阴、肾精失调：主要反映在肾精不足、肾阴亏虚和相火妄动等方面。

1）肾精不足：多由禀赋不足，或久病失养，或房劳过度，损耗肾精所致。肾精关系到人体的生殖和生长发育能力。精能生髓，髓能养骨，脑为髓海。因此，骨、髓、脑皆赖于肾精的充养方能发挥其正常的生理功能。此外，肾精又可化而为血，所以肾精又与血液的生成有关，故肾精不足的病理变化如下：一是生殖功能减退，如男子精少不育、女子经闭不孕；二是生长发育功能障碍，如小儿发育不良或迟缓（如五迟，即立、行、发、齿、语发育迟缓，五软，即头、项、四肢、肌肉、口软），成人则可见早衰，如发脱齿摇、耳鸣健忘、足痿无力、精神呆钝等；三是影响血液的生成，肾精不足，精不化血，则可致血液不足等。

2）肾阴亏虚：又称肾水不足，为肾脏本身的阴液亏损。该证多由伤精、失血、耗液，或过服温燥劫阴之品，或情志内伤，暗耗精血，或房事不节，或久病伤肾，真阴耗伤而成。肾阴亏虚则形体脏腑失其滋养，精髓阴血日益不足，肾阳无制则亢而为害。故肾阴亏虚的病理变化，一为阴液精血亏少，如见腰膝酸软、形体消瘦、眩晕耳鸣、少寐健忘、女子经少甚至经闭等；二为阴虚内热或阴虚火旺，如见五心烦热或骨蒸潮热、口干咽燥、颧红、盗汗、舌红少苔，或相火妄动，扰于精室而阳兴梦遗，迫血妄行则崩漏等。

肾阴虚的特点是既有肾虚之象，又有虚热之征，而肾精不足但见虚象而无明显的虚热征象。

肾阴为脏腑诸阴之本，特别是与心、肝、肺关系最为密切，故肾阴虚损常能导致心、肝、肺的阴虚。

3）相火妄动：是阴亏火旺，出现火迫精泄的病理变化，多由于肾水亏损或肝肾阴虚，阴虚火旺，则相火不能潜藏而妄动。其临床表现除有阴虚火旺之象外，还以性欲亢进、遗精早泄为特征，并常具有火逆上的特点。

综观上述，肾之病理变化，虚多实少，其热为阴虚之变，其寒为阳虚之化，故肾虚之证分为阴虚和阳虚两类。阴虚或阳虚之极又可出现阴损及阳或阳损及阴，终致阴阳两虚，精气俱伤。

3. 肾病与其他脏腑的关系 肾为先天之本，肾阴肾阳为人身阴阳之根本，故肾病可影响全身各个脏腑。

（1）肾与心、肺、脾、肝的关系：如前所述，肾阳不足与心、肺、脾的关系较为密切，表现为心肾阳虚、肺肾气虚、脾肾阳虚等。而肾阴不足则与心、肺、肝的关系较为密切，表现为心肾阴虚、肺肾阴虚和肝肾阴虚等。

（2）肾与膀胱：肾与膀胱经脉相连。肾阳虚气化功能减弱，则膀胱排尿不利；若肾虚固摄作用不足，膀胱失约，则可见小便失禁或遗尿。

尿液的贮存和排泄异常主要为膀胱的病变，如膀胱湿热，气化不利，而现小便赤涩，甚至尿血、癃闭等。膀胱气虚，失于约束，每见小便频数、淋沥不尽或遗尿等。但是，膀胱的贮尿和排尿功能依赖于肾的气化，小便异常除与膀胱有关外，还与肾的气化功能有关。临床上，一般以实证多责之于膀胱，虚证多责之于肾。如老年人常见的小便失禁、多尿等，多为肾气衰弱所致。

肾病与其他脏腑关系

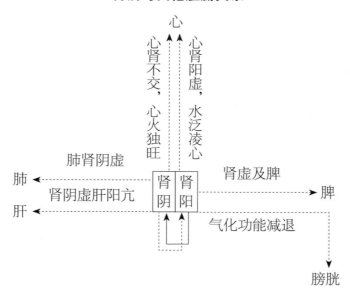

4.肾病的常见症状 肾病的常见症状有腰膝酸软，遗精早泄，滑精阳痿，气喘，耳鸣耳聋，健忘，水肿，小便不利，尿频，遗尿，尿闭等。

1）腰膝酸软：腰为肾之府，肾主骨生髓，肾精亏虚，骨髓不充，故腰膝酸软。

2）遗精早泄：二者皆为生殖功能异常的表现。遗精，系指无性交活动情况下而发生之精液遗出。遗精又有梦遗和滑精之分：因梦而射精者，谓之梦遗；不因梦或见女色而精自滑出者，名曰滑精。早泄是指行性生活时排精过早的现象，多系肾气虚，失其封藏固摄之权，精关不固所致。遗精为因梦而遗，多由相火妄动所致。

3）阳痿：系指阴茎不能勃起，或持续时间过短，以致性交无能。该症多因肾阳虚惫，命门火衰所致，亦有因肝经湿热下注而引起者。

4）气喘：肺主呼吸，肾主纳气。肾失摄纳之权，气不归元而浮于上，则见气喘。

5）耳鸣耳聋：肾开窍于耳，肾生髓充脑，脑为髓海，肾阴虚，肾精亏损，髓海不充则脑转耳鸣，虚甚则耳聋失聪。

6）健忘：多由肾精不足，髓海不充所致。轻则记忆力减退，重则健忘。

7）小便不利、尿闭、水肿：肾阳虚损，气化失司，关门不利，水液排出不畅，则小便不利，甚则尿闭不通。水湿泛溢肌腠则发为水肿。

8）尿频、遗尿：多由肾气虚衰，封藏固摄失职，膀胱失约所致。

二、六腑病机

（一）胆

1.胆的生理病理特点 胆附于肝，与肝相表里，为中清之腑，禀春木之气，其性刚直。故胆在病理上多表现为阳亢火旺之证，以实者居多。因火热可煎灼津液而为痰，故胆病又多兼痰。痰火郁久，易扰心神。

2. 胆的基本病理变化 主要反映在胆汁贮藏和排泄障碍，以及心神不安之候。

（1）胆汁贮藏和排泄障碍：多由情志所伤，肝失疏泄，或中焦湿热，阻遏肝胆气机所致。胆汁排泄障碍，可以使肝气郁滞加剧，阻碍脾胃运化功能的正常进行，甚至可以引起黄疸的发生。

（2）心神不安之候：胆经郁热夹痰上扰心神，可出现心烦、失眠、多梦易惊等病理表现。

3. 胆病的常见症状 胆病的常见症状有寒热往来，胁痛口苦，黄疸，呕恶，眩晕耳鸣，少寐多梦，胆怯易惊等。

1）往来寒热：指发热与恶寒交替而作。因内伤引起者，其特征为病势缓慢，病程长，此系肝胆气郁，枢机不利，气血失和，阴阳失调所致。因外感邪入少阳半表半里者，则寒热重，病势急，病程短。

2）口苦：为胆气上逆，胆液上泛所致。

3）胁痛：胆经循行两胁，若肝胆气机不畅，经气阻滞，气血流通不畅，则发胁肋胀满疼痛。

4）黄疸：为肝胆疏泄失职，胆液不循常道，逆于血脉，泛溢于肌肤所致。故《寓意草》曰："胆之热汁满而溢出于外，以渐渗于经络，则身目俱黄。"

5）眩晕耳鸣：胆经络头目入耳，故胆火上扰清空，则发眩晕耳鸣。

6）恶心呕吐：胆气降则胃气亦降，胆失疏泄，胆胃不和，胃气上逆，则发呕恶。

7）少寐多梦、胆怯易惊：胆主决断，胆气不宁，痰热扰于心神，则发少寐多梦、胆怯易惊。

第三章 病机

（二）胃

1. 胃的生理病理特点　胃为水谷之海，喜润恶燥，以降为顺，主受纳饮食和腐熟水谷。因此，胃的功能失调主要表现为受纳和腐熟功能异常，以及胃失和降而胃气上逆等。

2. 胃的基本病理变化　胃的功能失调，主要表现为寒热虚实几个方面。

（1）胃气虚：多因饮食不节，损伤胃气所致，或素体虚弱，久病之气不复等也可导致胃气虚。其病理变化，一是纳运功能减退而胃脘满闷、胃纳不佳、饮食乏味等；二为胃气上逆，胃失和降，气机上逆，而现嗳气、呃逆、恶心、呕吐等。

（2）胃阴虚：主要是指胃中阴津缺乏，以致津伤气少而引起的胃功能失调。该证多由火热之邪损伤胃中津液，或由胃火（热）证转化而来，或久病不复，消烁阴液所致。其病理表现如下：受纳腐熟功能减退，如不思饮食或食后饱胀；胃失和降，胃气上逆，则脘痞不舒、泛恶干呕；阴津亏损，如口舌干燥、小便短少、大便秘结、舌光红少苔、脉细数。

（3）胃寒：多由过食生冷，或过用寒凉克伐药物，伤损胃阳，或由胃阳素虚所致。寒邪伤阳，消化功能减退，常表现为腐熟能力不足，不能正常消化水谷，多见呕吐清水等饮食不化的病理表现。寒性凝滞，侵袭中焦，气机阻滞，则胃脘冷痛，轻则绵绵不已，重则拘急作痛。

（4）胃热（火）：多因胃阳素盛与情志郁火相并，或因热邪入里，或因嗜食辛辣炙煿之品，化热伤胃所致。该证以阳盛阴虚，胃腑功能亢进，火热蕴盛为其病理特点。其主要病理表现如下：腐熟功能亢进，故消谷善饥；胃失和降，可见口苦、恶心、呕吐；胃火上炎，或为齿龈肿痛，或为衄血，或为呕血；火热蕴盛，灼伤胃络，则可见呕血等。

3. 胃病的常见症状　主要有呕吐、呃逆、胃脘胀痛、消谷善饥、胃脘嘈杂、纳呆食少等症。

1）呕吐：多由胃失和降，胃气上逆所致。

2）呃逆：指胃气冲逆而上，呃呃有声的病症。其声短促，与嗳气不同。呃逆多由胃失和降，其气上逆，气行不顺，上冲咽喉所致。

3）胃脘胀痛：多由情志抑郁，或宿食停滞，从而使胃气壅滞，不得和降下行，清气不升，浊气不降，胃脘气机阻塞不通，不通则痛，故发胃脘胀满而痛。

4）消谷善饥：指饮食倍增而又易于饥饿。此多由胃热炽盛，腐熟功能亢进，水谷消化加速所致。

5）胃脘嘈杂：又称心嘈，系指胃中空虚，似饥非饥，似痛非痛，热辣不宁之状。该症多由胃中蕴热，或胃阴不足，虚热内扰，或胃气虚弱，水谷不化所致。

6）纳呆食少：多由于胃气虚弱，和降迟缓，腐熟功能减退所致。

（三）小肠

1. 小肠的生理病理特点　小肠与心互为表里，受盛胃中之水谷，泌别清浊，清者输于各部，浊者或渗入膀胱，或下注大肠，故小肠的病理变化主要反映为二便异常。

2. 小肠的基本病理变化　主要表现为清浊不化，转输障碍，其中以小便不利、大便泄泻为主要临床表现。

小肠失于受盛则见呕吐、食入腹痛等病理表现；失于化物，则见食入腹胀、完谷不化等；清浊不化，则上吐下泻、腹痛肠鸣。

小肠实热多由湿热下注，或心移热于小肠所致，表现为小便频数或淋浊，或赤涩，或茎中痛。

3. 小肠病的常见症状　主要有腹痛、泄泻、小便频数、赤涩疼痛等。

1）腹痛：多因小肠气机阻滞所致，小肠气痛则腹部拘急作痛，甚则痛引腰背，下控睾丸。小肠虚寒，则为隐隐作痛，喜热喜按。

2）泄泻：为大便次数增多，水便杂下的症状。该症主要是由于小肠分清泌浊功能发生障碍，致使清浊不分，混杂而下，并走大肠所致。

3）尿赤灼痛：指小便黄赤，尿出则尿道灼痛，多因心热循经下移小肠，小肠热与水合，下渗膀胱，排出不畅所致。

4）小便频数：系小肠虚寒，膀胱气化失司而致。

（四）大肠

1. 大肠的生理病理特点　大肠为传导之官，主津，与肺相表里。因此，大肠的病理变化，主要表现为传化功能失常，从而出现大便异常。

2. 大肠的基本病理变化　大肠有传导糟粕和吸收水分的功能，故大肠有病则传化失常，表现为大便异常，包括泄泻、痢疾和大便秘结等。

1）大肠热结：多因燥热内结，或因肺移热于大肠，或湿热积滞等，使大肠津液缺乏而便秘或热结旁流。

2）大肠湿热：湿热积于大肠，或寒湿化热，湿热下注，则生泄泻。若湿热与气血相搏则利下赤白，里急后重。若湿热阻滞经络，气滞血瘀又可产生痔瘘等。

3）大肠虚寒：脾阳不振，运化失常，或肾阳虚衰，阴寒内盛，则泄泻便溏，完谷不化，甚则滑脱不尽；或阳虚不运，或肺气虚衰，大肠传导无力而便秘。

4）大肠液涸：大肠主津，津液枯涸，传导不畅，则津亏便秘。

3. 大肠病的常见症状　主要有腹泻、便秘、痢疾、痔疮、腹痛、便血等。

1）腹泻：以排便次数增多，粪便清稀为特征，有寒热虚实之分。

2）便秘：指大便秘结不通，排便艰涩。气虚、阴血不足、阴寒凝结、热结、津涸均可使大肠传导艰难而生便秘。

3）痢疾：又称肠游。湿热或寒湿、疫毒之邪壅滞肠中，气血与之相搏结，使肠导失司，脉络受伤，气血凝滞，腐败化为脓血而下利赤白；气机阻滞，腑气不通而腹痛，里急后重。

4）便血：多因脾虚不能摄血，或湿热蕴结，下注大肠，损伤阴络所致。

（五）膀胱

1. 膀胱的生理病理特点　膀胱有贮存尿液、化气行水的功能，膀胱的气化功能全赖于肾的气化作用，故其病理变化主要在于膀胱气化失常而出现排尿异常及尿液外观的改变。

2. 膀胱的基本病理变化　主要是膀胱气化失常，或气化不利，或气化无权，或热邪下侵。

1）气化不利：或因邪实，或因肾阳不足，则气化不利，出现尿少、癃闭。

2）气化无权：肾失封藏，气失固摄，气化无权，则出现遗尿、小便失禁等。

3）热邪下侵：或心火下移，或湿热下注入膀胱，则可致尿频、尿急、尿道涩痛、尿血等。

3.膀胱病的常见症状　已如上述。

（六）三焦

1.三焦的生理病理特点　三焦的功能实际概括了全身的气化作用，故三焦的病理变化反映了上、中、下焦所包括脏腑的病理变化。

2.三焦的基本病理变化　一方面表现为肺、脾、胃、肾、肝等的病理变化，另一方面又表现为水液代谢障碍。

3.三焦病的常见症状　三焦病的具体症状是通过其所属脏腑的病理变化而表现出来的，在此不一一赘述。

三、奇恒之腑病机

（一）脑

脑是人体极为重要的器官。人的精神、意识和思维活动，视觉、听觉、嗅觉和味觉等感官功能，以及语言、运动等，均为脑的生理功能。生理上，脑为髓海，精生髓，故脑的生理活动有赖于由五脏所化生的气、血、津液和水谷精微等营养物质的充养。所以，在病理上，五脏生理功能失调，特别是肾的功能失调，均可引起脑的生理功能障碍，表现为精神情志活动异常，视、听、嗅、味等感觉功能障碍，以及语言和运动障碍等。

（二）髓与骨

髓居骨中，包括骨髓、脊髓和脑髓。骨为人体之支架，赖髓以充养，髓由精生。因此，髓和骨的生理功能失调，除髓海空虚引起脑的功能障碍外，主要表现为生长发育迟缓、骨质软弱和松脆易折等病变。

（三）脉

脉为血之府，是气血运行的通道。脉道以通利为顺，故脉的病理表现主要是脉道不利。引起脉道不利的原因，一是气血不足，脉道空虚；二是气滞血瘀，血行不畅；三是血溢于脉外，表现为各种出血。此外，因脉搏为全身信息的反映点，故全身各脏腑的病理变化均可通过脉象将信息反映出来。

（四）女子胞

女子胞的主要生理功能是主持月经和孕育胎儿。其生理功能与心、肝、脾、肾，以及冲、任、督、带四脉均有密切关系。因此，女子胞的病机实际上就是这些脏腑经络功能失调的表现，具体地表现为经、带、胎、产的异常。如心脾两虚、肝失疏泄、肾精亏损等，可导致月经失调，以及胎孕和产育失常等。冲为血海，任主胞胎，冲任虚衰或不固，均可以导致胞宫生理功能失常。

总之，胞宫的功能失调与全身脏腑经络气血阴阳的生理功能状况密切相关。

【文献摘录】

心：

《笔花医镜》："心体属火，位南方……得血以养之，方能运慧思，用才智。心无表症，皆属于里。心之虚，血不足也，脉左寸必弱，其症为惊悸，为不得卧，为健忘，为虚痛，为怔忡，为遗精。心之实，邪入之也。心不受邪，其受或胞络耳，脉左寸必弦而大，其症为气滞，为血痛，为停饮，为痰迷，为暑闭，为虫啮。心之寒，脉左寸必迟，其症为暴痛。心之热，火迫之也，脉左寸必数，舌尖赤，其症为目痛，为重舌、木舌，为烦躁，为不得卧，为癫狂，为谵语，为赤浊，为尿血。"

《症因脉治》："心血虚不得卧之因，曲运神机，心血耗尽，阳火旺于阴中，则神明内扰，面心神不宁，不得卧之症作矣……心气虚不得卧之因，真阳素乏，木不生火，心气虚则心主无威，心神失守，而夜寐不安之症作矣。"

肺：

《笔花医镜》："肺主气，属西方而色白，其形如华盖，为诸阳之首。凡声之出入，气之呼吸，自肺司之。其性娇嫩，故与火为仇。其体属金而畏燥，故遇寒亦咳……然肺气之衰旺，关乎寿命之短长，全恃肾水充足，不使虚火烁金，则长保清宁之体，而寿臻永固。肺有里症，亦有表症。肺主皮毛故也。邪在表，右寸脉必浮，其症为发热，为喷嚏鼻塞，为咳，为嗽，为畏风，为胸满痛，为喉疼，为鼻燥，为伤暑风，为中时疫。肺虚之症，右寸脉必细，其症为自汗，为咳嗽，为气急，为咯血，为肺痿，为虚劳。肺实之症，脉右寸必有力，其症为气闭，为痰闭，为暑闭，为水闭发喘，为风闭，为火闭，为咽痛，为右胁痛，为肺痈。肺寒之症，外感居多，脉右寸必迟，其症为清涕，为咳嗽，为恶寒，为面色痿白。肺热之症，脉右寸必数，其症为目赤，为鼻衄，为咽痛，为吐血，为咳嗽浓痰，为酒积，为龟胸，为小便不利，为便血。"

《医门法律》："人身之气，禀命于肺。肺气清肃，则周身之气莫不服从而顺行；肺气壅浊，则周身之气易致横逆而犯上。"

《景岳全书》："咳嗽声哑者，以肺为本属金，盖金实则不鸣，金破亦不鸣。金实者，以肺中有邪，非寒邪即火邪也；金破者，以真阴受损，非气虚即精虚也。"

脾：

《笔花医镜》："脾属土，中央黄色，后天之本也，下受命门之火，以蒸化谷食，上输谷食之液，以灌溉脏腑，故人生存活之原，独脾土之功最大。然其性喜燥而恶湿，一受湿渍，则土力衰，而肝木即乘以侮之……脾无表症，皆属于里。脾虚者，右关脉必细而软，其症为呕吐，为泄泻，为久痢，为腹痛，为肢软，为面黄，为肌瘦，为臌胀，为恶寒，为自汗，为喘，为积滞不消，为饮食化痰，为脱肛，为肠血。脾实者，右关必洪实。其症为气积，为血积，为食积，为痞积，为虫积，为痰饮，为蛊胀，为腹痛，为不能食。脾寒之症，右关必沉迟，唇舌必白，其症为呕吐，为泄泻，为白痢，为腹痛，为身痛，为黄疸，为湿肿，为肢冷，为厥脱。脾热之症，右关必数，舌苔薄而黄，唇赤，其症为热吐，为流涎，为洞泄，为泻渤，为赤痢，为腹痛，为目胞肿痛，为酒疸，为眩晕，为阳黄胆。"

《临证指南医案》："总之脾胃之病，虚实寒热，宜燥宜润，固当详辨。其于升降二字，尤为紧要。盖脾气下陷固病，即使不陷，而但不健运，已病矣；胃气上逆固病，即不上逆，但不通降，亦病矣。"

《杂病源流犀烛》："盖脾统四脏，脾有病必波及之，四脏有病亦必待养于脾。故脾气充，四脏皆赖煦育。脾气绝，四脏不能自生。"

肝：

《笔花医镜》："肝与胆相附，东方木也。其性刚，赖血以养……最易动气作痛。其风又能上至巅顶而痛于头……肝无表症，皆属于里。肝之虚，肾水不能涵木而血少也。脉左关必弱或空大。其症为胁痛，为头眩，为目干，为眉棱骨眼眶痛，为心悸，为口渴，为烦躁发热。肝之实，气与内风充之也，脉左关必弦而洪，其症为左胁痛，为头痛，为腹痛，为小腹痛，为积聚，为疝气，为咳嗽，为泄泻，为呕吐，为呃逆。肝寒之症，脉左关必沉迟。其症为小腹痛，为疝瘕，为囊缩，为寒热往来。肝热之症，脉左关必弦数，其症为眩晕，为目赤肿痛，为口苦，为消渴，为头痛，为胁痛，为瘰疬，为聤耳，为筋痿拘挛，为气上冲心，为偏坠，为舌卷囊缩，为小便不禁。"

《知医必辨》："人之五脏，惟肝易动而难静。其他脏有病，不过自病，亦或延及别脏，乃病久而克失常所致；惟肝一病，即延及他脏。肝位于左，其用在右。肝气一动，即乘脾土，作痛作胀，甚则作泻。又上犯胃土，气逆作呕，两胁痛胀……又或上而冲心，致心跳不安。又或上而侮肺，肺属金，原以制肝木，而肝气太旺，不受金制，反来侮金，致肺之清肃不行而咳呛不已，所谓木击金鸣也。又或火化为风，眩晕非常。又或上及巅顶，疼痛难忍。又或血不荣肝，因不荣筋，四肢搐搦，周身抽掣。又或疏泄太过，致肾不闭藏，而二便不调。又或胀及背心，痛及头项……总之肝为将军之官，如象棋之车，任其纵横，无敢当之者。五脏之病，肝气居多，而妇人尤甚。"

《学说探讨与临证》："肝病与他脏的关系。肝木乘脾。证见胁痛、脘腹痛、呕吐、泄泻等。木火刑金。证见咳血、咯血、胸痛、易怒、潮热等。肝不藏血致心血虚。证见心悸、心慌、易惊、头晕、失眠等。木盛火炽（肝木过盛致心火炽盛）。证见出血、易怒、头痛剧烈、或发狂等。肝虚及肾（肝肾阴虚）。证见头晕目干、腰膝酸软、咽干喉痛、盗汗、男子梦遗、女子月经不调等。从上述可见：金本克木，但临床上则见木火刑金之证，较少见金乘木之证。肝木乘脾土所见为实证，土壅木郁亦见实证。肝虚之证多及于肾。

肾：

《笔花医镜》："肾者，天一之水，先天之本也。位北方故黑，其体常虚，处腰左右。介其中者，有命门火蒸化谷食，名曰真阳。肾水充足，自多涎育，享大寿。凡夙夜宣劳，耄而不倦者，皆肾气之固也……肾无表症，皆属于里……肾之虚，脉左右尺常细软，其症为头痛，为耳鸣，为耳聋，为盗汗，为夜热，为健忘，为咳嗽，为喘，为吐血，为腹痛，为腿酸足软，为目视无光，为大便结，为小便不禁，为戴阳，为久利久疟。肾无实症。肾之寒，肾之虚也，脉左右尺必迟沉，其症为命门火衰，为不欲食，为鸡鸣泄泻，为天柱骨倒，为蜷卧厥冷，为奔豚。肾之热，水将涸也，伤寒门有之，而杂症罕见，左尺右尺必沉数，或浮而空，舌黑无液，其症为口燥咽干，为目不明，为小便不利，为小便浊，为小便出血，为大便秘。"

《杂病源流犀烛》："肾之脏，水犹海，火犹龙。水暖则龙潜，水寒则龙起，是肾火炎炽为患，皆由肾水虚寒，而肾既虚寒，益为脾土所克，其病自日生矣。此言水火不能相济，因为致病之由也，而不但已也。肾家本有水火两病，火病者，龙火腾炽，上烁为害也……水病者，寒湿之淫，所胜为灾也。"

【参考文献】

［1］金志甲.关于脏腑气血阴阳的几个问题［J］.陕西新医药，1979（2）：38.

［2］金志甲.关于脏腑气血阴阳的几个问题（续一）［J］.陕西新医药，1979（3）：35.

［3］金志甲.关于脏腑气血阴阳的几个问题（续二）［J］.陕西新医

药，1979（5）：52.

［4］范德荣．浅谈肾虚［J］．福建医药杂志，1979（5）：45.

［5］汤一新．试论脾阴虚［J］．成都中医学院学报，1980（6）：11.

［6］何新慧．脾阴亏损治疗法则的探讨［J］．中医杂志，1983（4）：4.

［7］徐涌浩．论肺胃、心脾、肝肾之阴不同［J］．中医杂志，1983（4）：6.

［8］黄代宏．肝气虚与肝阳虚［J］．浙江中医杂志，1980（9）：43.

［9］袁尊山．肝气虚肝阳虚证治探讨［J］．辽宁中医杂志，1981（12）：1.

［10］瞿岳云．谈肾气不固［J］．山东中医学院学报，1980（4）：28.

【复习思考题】

1. 心的病变主要表现在哪些方面？常见症状有哪些？为什么？

2. 心气虚与心阳虚、心血虚与心阴虚的病机有何联系和区别？

3. 心火炽盛的表现形式有哪些？

4. 肺的病理特点为何？其病变包括哪些内容？

5. 为什么肺气虚、肺阴虚常累及于肾？

6. 脾的病变主要表现在哪些方面？其生理基础是什么？

7. 脾的病理特点是什么？脾气虚、中气下陷和脾不统血，在病机上有何联系和区别？

8. 肝的病变范围涉及哪些方面？

9. 肝气郁结的病理发展趋势如何？

10. 肝阳上亢和肝阳化风在病机上有何联系和区别？

11. 肾病的病理特点是什么？为什么？

12. 肾与其他脏腑相兼为病有哪些？为什么肾病常累及他脏腑？